丛书总主编　谢英彪

本书主编　冉颖卓　谢英彪

编　著　吴学苏　徐贞勇　熊　英

彭伟明　李笃青

糖尿病并发症

TANGNIAOBINGBINGFAZHENGFANGYUZHI

防与治

（第二版）

西安交通大学出版社

XI'AN JIAOTONG UNIVERSITY PRESS

内容简介

得了糖尿病，糖尿病并发症的威胁就徘徊在糖尿病患者的左右。糖尿病不仅是糖代谢紊乱，还涉及到蛋白质、脂肪、维生素、水和盐类代谢，从而影响到全身的新陈代谢。因此，重视并及早预防糖尿病慢性并发症，有利于改善糖尿病病情，降低糖尿病病死率和致残率。本书从对糖尿病并发症的认识谈起，主要介绍了糖尿病并发症的科学养生、饮食防治、合理运动、心理调适以及中西医防治等方面的内容，是一本适合大众阅读的健康教育读物。

图书在版编目(CIP)数据

糖尿病并发症防与治 / 谢英彪主编 . —2 版. —西安:西安交通大学出版社,2013.8

（常见疾病防与治丛书）

ISBN 978 - 7 - 5605 - 5579 - 9

Ⅰ.①糖… Ⅱ.①谢… Ⅲ.①糖尿病—并发症—防治 Ⅳ.①R587.2

中国版本图书馆 CIP 数据核字(2013)第 195459 号

书　　名	糖尿病并发症防与治(第二版)	
丛书总主编	谢英彪	
本书主编	冉颖卓　谢英彪	
责任编辑	吴　杰　王华丽	
出版发行	西安交通大学出版社	
	（西安市兴庆南路 10 号　邮政编码 710049）	
网　　址	http://www.xjtupress.com	
电　　话	（029)82668357　82667874(发行中心)	
	（029)82668315　82669096(总编办)	
传　　真	（029)82668280	
印　　刷	陕西江源印刷科技有限公司	
开　　本	727mm×960mm　1/16　印张 9　字数 110 千字	
版次印次	2013 年 8 月第 2 版　　2013 年 8 月第 1 次印刷	
书　　号	ISBN 978 - 7 - 5605 - 5579 - 9/R·335	
定　　价	23.00 元	

读者购书、书店添货、如发现印装质量问题，请与本社发行中心联系、调换。

订购热线:(029)82665248　(029)82665249

投稿热线:(029)82665546

读者信箱:xjtumpress@163.com

常见疾病防与治丛书
编委会名单

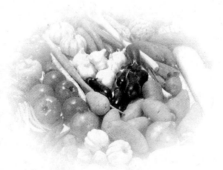

『医者当须先洞晓病原，知其所犯，以食治之；食疗不愈，然后命药。』

——唐代大医学家孙思邈

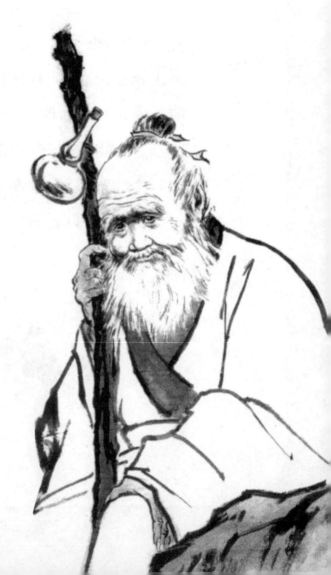

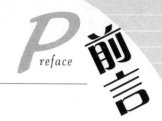

谢英彪 · 2009.10

糖尿病并发症是指患糖尿病5~10年后，血管与神经所产生的特有损害，并由此危及人体健康，甚至导致残疾和死亡。因此，重视并及早预防糖尿病慢性并发症，有利于改善糖尿病病情，降低糖尿病病死率和致残率。

糖尿病的并发症种类之多、涉及范围之广是占首位的。这是因为糖尿病不仅是糖代谢紊乱，还涉及到蛋白质、脂肪、维生素、水和盐类代谢，从而影响到全身的新陈代谢。因而糖尿病引起的并发症几乎涉及全身的各个系统，各种内脏器官。也就是说，糖尿病的并发症就像瓜藤，可以遍地蔓延。

糖尿病患者的死因主要是各种并发症。其中，缺血型心脏病是糖尿病患者死亡的最主要原因，占糖尿病患者死亡的60%~80%；脑血管疾病引起大约10%的死亡，其死亡率是非糖尿病患者的2倍；糖尿病肾病一般占死亡总数的10%~30%。发病年龄越小，糖尿病肾病导致的死亡比例就越高。可见，糖尿病本身并不可怕，可怕的在于其并发症。

得了糖尿病，糖尿病并发症的威胁就徘徊在糖尿病患者的左右。调查发现，1/2的1型糖尿病患者和2/3的2型糖尿病患者至少有一种糖尿病慢性并发症。但只要很好地控制糖尿病，糖尿病并发症发病率及其对健康和生命的威胁就会大大减轻。因此，我们应及早发现糖尿病及其并发症，有效治疗糖尿病及其并发症，就会逆转或完全避免糖尿病并发症的出现。

我们组织了长期在临床第一线的有关医学专家和医学科普作家共同编写了这本《糖尿病并发症防与治》，其目的正是希望人们从生活的方方面面关注糖尿病并发症，摒弃不健康的生活方式，改变不卫生的生活陋习，打造良好的生活环境，培育健康的生命，以提高生命的质量。本书从对糖尿病并发症的认识谈起，主要介绍了糖尿病并发症的科学养生、饮食防治、合理运动以及中西医防治等方面的内容，是一本适合大众阅读的健康教育读物。

本书内容通俗易懂，文字轻松活泼，使知识性、趣味性、科学性和可读性较好地结合，以满足不同文化层次、不同职业、不同年龄读者的需求，也可供基层临床医护人员参考。

愿《糖尿病并发症防与治》成为您和您的家人防治糖尿病并发症的良师益友。

C目录
Ontents

1. 认识糖尿病并发症

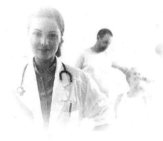

2. 科学养生防治糖尿病并发症

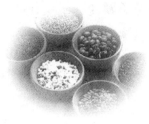

3. 饮食防治糖尿病并发症

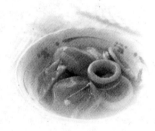

4. 合理运动防治糖尿病并发症

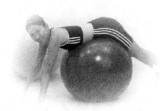

5. 西医防治糖尿病并发症

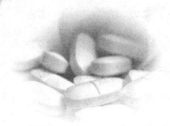

6. 中医防治糖尿病并发症

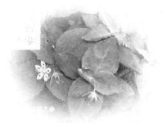

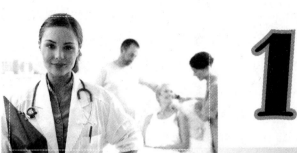

认识糖尿病并发症

 ## 什么是糖尿病并发症

糖尿病慢性并发症是指患糖尿病 5~10 年后，对血管（大血管和微血管）与神经（感觉神经和自主神经）所产生的特有损害和病变。在糖尿病患者的死因中，有慢性并发症者占 75.6%。因此，重视并及早预防糖尿病并发症，有利于改善糖尿病病情，降低糖尿病病死率和致残率。

糖尿病最容易受到危害的组织是血管、肾脏、视网膜及神经系统等。实际上，糖尿病对机体组织的损伤远非上述方面。目前，糖尿病并发症所导致的死亡率仅次于心血管病、脑血管病和肿瘤。中老年糖尿病患者常死于冠心病、心肌梗死、脑血管病，而青少年糖尿病患者常因并发肾功能衰竭而死亡。此外，糖尿病并发重症感染，酮症酸中毒，高渗性昏迷等也是主要致命原因。可见，糖尿病本身并不可怕，可怕的在于其并发症。

一旦患上糖尿病，糖尿病并发症的威胁就徘徊在糖尿病患者的左右。调查发现，一半 1 型糖尿病患者和 2/3 的 2 型糖尿病患者至少有一种糖尿病慢性并发症。但只要很好地控制糖尿病，糖尿病并发症发病率及其对健康和生命的威胁就会大大减轻。我们应及早发现并有效治疗糖尿病及并发症，就可能会逆转或完全避免并发症的出现。

糖尿病的病情若控制不好易发生急、慢性并发症。慢性并发症主要是大血管及微血管病变，使糖、脂肪代谢紊乱，涉及全身，可引起多种慢性并发症。接近80%的2型糖尿病患者都死于心血管疾病。若大血管病变就会出现冠心病、心肌病；当大血管狭窄，血流缓慢，血糖升高时，可引起动脉粥样硬化，发生心肌梗死；若脑血管病变可致脑出血、脑血栓；若损害了微血管，发生在眼部可导致眼底病变，会对视力造成威胁，出现视物模糊，眼底出血，若治疗不及时，严重者会造成失明；若肾脏的微血管发生病变，可导致肾功能衰竭，应及时去医院检查、治疗；若神经系统损伤，会造成神经病变，可使身体某一部位感到麻木、疼痛等不适。因此，对于糖尿病患者，预防并发症是最重要的。

为何说糖尿病的危害主要来自并发症

糖尿病不仅是糖代谢紊乱，还涉及到蛋白质、脂肪、维生素、水和盐类代谢，从而影响到全身的新陈代谢。因而糖尿病引起的并发症几乎波及全身的各个系统，各种内脏器官。也就是说，糖尿病的并发症就像瓜藤可以遍地蔓延。糖尿病的高并发症发生率，导致了高致死率和高致残率。

研究表明，糖尿病发病后10年有30%~40%的患者至少会发生一种并发症。神经病变患病率在糖尿病病程为5年、10年、20年后分别可达到30%~40%、60%~70%和90%。在病程为10年和15年后，有40%~50%和70%~80%的患者并发视网膜病变。大约有10%的患者在起病15年后会发展成严重的视力损伤，而2%的患者将会完全失明。微量白蛋白尿的出现率在病程10年和20年后可达到10%~30%

和 40%，且 20 年后有 5%~10%的患者恶化成终末期肾病。青年期发病的糖尿病患者到 50 岁时有 40%发展为严重的肾病，需要血液透析和肾移植，否则只能面临死亡。此外，糖尿病患者心血管病发生的危险性比一般人群增加 2~4 倍，并且发病年龄提前。由于糖尿病患者的血管和神经病变，常导致足部溃疡，进而截肢。

　　糖尿病患者的死因主要是各种并发症。其中，缺血型心脏病是糖尿病患者死亡的最主要原因，占糖尿病患者死亡的 60%~80%。脑血管疾病引起大约 10%的死亡，其死亡率是非糖尿病患者的 2 倍。糖尿病肾病一般占死亡总数的 10%~30%，发病年龄越小，糖尿病肾病导致的死亡比例就越高。

糖尿病有哪些急性并发症

　　当糖尿病病情控制不理想时，容易引起以下一些急性并发症。

　　糖尿病性低血糖反应、糖尿病性低血糖昏迷　低血糖反应是糖尿病在治疗过程中经常会碰到的一种并发症，轻度低血糖时可有心慌、手抖、饥饿、出冷汗等表现，严重时可昏迷、甚至死亡。

　　糖尿病酮症、糖尿病酮症酸中毒　酮症酸中毒见于 1 型糖尿病患者，血糖明显升高，尿中出现酮体，血气有酸中毒，严重者昏迷，抢救治疗不及时可危及生命。胰岛素发现以前，1 型糖尿病患者常常死于酮症酸中毒。

　　糖尿病高渗性非酮症昏迷　见于 2 型糖尿病患者，血糖异常升高，但尿中可不出现酮体，血渗透压升高，容易昏迷、死亡。

　　糖尿病乳酸性酸中毒及昏迷

　　糖尿病并发各种感染　皮肤化脓性感染（疖、痈、毛囊炎）、肺部感染、泌尿系感染、胆囊炎等。

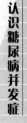

什么是糖尿病性低血糖症

糖尿病性低血糖反应和低血糖性昏迷，是糖尿病患者易出现的急性并发症。严重的低血糖和低血糖昏迷，对神经系统的影响很大。昏迷6小时以上可造成不能恢复的脑组织损坏，甚至死亡；昏迷超过6小时，即使抢救过来，也会变成植物人。低血糖发生后，如无人发觉、抢救不及时或治疗不当，可引起死亡，低血糖严重地威胁着糖尿病患者的生命。

低血糖症是由血糖浓度降低引起的一种反应。反应因其血糖浓度、血糖降低的程度和速度不同而不同：轻微的低血糖反应仅有饥饿感、虚软、乏力；中度低血糖症出现头昏、头晕、出冷汗、心慌、面色苍白、心动过速、恶心、呕吐、视物模糊、手抖等；严重低血糖则可出现精神、行为异常，嗜睡或抽搐，乃至死亡。低血糖发作的这些表现是由于血糖浓度降低引起了交感神经兴奋及脑的损伤所致。

正常人的血糖是通过肝脏、神经和内分泌系统来进行调节的，其最低限不应低于 3.3mmol/L。当血糖值低于 2.8mmol/L，患者就会出现低血糖反应。糖尿病患者在下列情况下易发生低血糖。

●胰岛素用量过大或病情好转后未及时减少其剂量；使用混合胰岛素时，长、短效胰岛素剂量的比例不当，长效胰岛素比例过大，易出现夜间低血糖。

●注射胰岛素的部位对胰岛素量的吸收不一致，时多时少，以致发生低血糖。

●注射胰岛素后没有按时进餐；或因食欲不佳，没有吃够规定的饮食量。

●临时性体力活动量过大，没有预先减少胰岛素剂量或临时增加饮食量。

- 注射时不小心，把胰岛素注射到皮下小静脉中。
- 脆性糖尿病患者在病情不稳定期间，易出现低血糖。
- 磺脲类口服降糖药用量过大，这是低血糖发生的主要原因。
- 磺脲类口服降糖药与保泰松、阿司匹林、磺胺药、心得安、吗啡、异烟肼等药物同时服用时，均可加强降血糖作用引起低血糖。
- 糖尿病患者妊娠早期或刚分娩后数小时内。
- 糖尿病性肾病及慢性肾功能不全者，体内药物潴留时间延长，促使低血糖发生。
- 自觉或不自觉的低血糖反应及低血糖昏迷均会引起反应性高血糖，可持续数小时至数天之久，此时胰岛素用量过大，更易发生低血糖，使血糖不稳定程度加重。

 ## 为什么低血糖的危害超过高血糖

低血糖症是糖尿病的一种急症，一种严重急性并发症。反复发作的低血糖症可加剧血糖波动，加重病情的不稳定性。严重低血糖症如未能及时识别及处理可致死亡。此外，长期反复发作慢性低血糖症可损伤脑细胞，导致智能低下及痴呆症，老年糖尿病者尤应注意。

低血糖可发生于白天及夜间，但夜间因为睡眠低血糖更难被发现。

高血糖的危害是长期缓慢发生的，暂时不会影响生命，而低血糖的危害却是快速的、危及生命的，所以低血糖的危害甚于高血糖。

- 发生低血糖时，患者体内的肾上腺素、生长激素、胰升糖素等分泌增多，从而引起反应性高血糖，即苏木杰效应，往往表现为血糖过高、尿糖增多，对糖尿病的控制产生不良影响。
- 多次反复的低血糖可使糖尿病患者的脑细胞受损；长期持续的低血糖将导致脑组织不可逆性损害，如反应迟钝，影响智商，甚者发生低血糖偏瘫、精神病样发作、昏迷，直至死亡。

● 低血糖使糖尿病患者，尤其是老年患者的心脏供能、供氧受到障碍而产生心律失常。常见的心律失常有心房纤颤、室性早搏，此外，甚至可导致急性心肌梗死。

● 低血糖治疗不当时可诱发脑水肿，或脑血管意外及低钾血症。

● 低血糖时肾上腺素分泌增多，使血压升高，从而导致心脏、脑、视网膜、肾的末梢血管的代偿功能减退，促使这些器官的病变加重，最终造成严重后果。

✦ 什么是糖尿病酮症酸中毒

糖尿病患者由于各种原因使体内糖代谢紊乱，脂肪分解加速，酮体进一步积聚；此外，蛋白质分解加速，酸性代谢产物增多，使血pH值下降，血 CO_2 结合力亦明显降低，同时伴有电解质紊乱，此时血酮继续升高，可超过 5mmol/L，形成了代谢性酸中毒，临床称为糖尿病酮症酸中毒。

糖尿病酮症酸中毒大概占急性并发症的 80%，是最常见的一种急性并发症。在胰岛素问世前，糖尿病患者约有半数死于酮症酸中毒。胰岛素问世后，病死率已明显下降，但如处理不当，病死的可能性仍较高。糖尿病酮症酸中毒可发生于任何年龄的糖尿病患者。1 型糖尿病易发生酮症，2 型糖尿病较少发生，老年糖尿病患者也易发生酮症。

酮症酸中毒患者最初表现为全身乏力、食欲减退、恶心、呕吐，还可出现腹痛等症状，酷似胃肠炎。患者也可以有发热，严重口渴，尿量特别增多，精神萎靡，甚至昏迷。由于患者进食、进水减少，加上酸中毒和感染引起呼吸加快，导致体内严重失水而引起皮肤干燥、嘴唇干燥、眼窝深陷。严重酮症酸中毒患者呼气中还有酮味（烂苹果味）。

由于酮症酸中毒是一种可致命的凶险并发症，其抢救成功与否取决于能否得到及时的诊断与治疗。因此，一旦患者出现上述症状，应立即送到医院急诊室进行检查及治疗。就诊时家人最好带上患者以前的病历，以及各种检查报告单，如血糖、心电图等，并及时告诉医生。如果患者神志清楚，应鼓励他尽量多喝水。如果患者有尿，最好于就诊前用干净容器装好尿，以备化验尿酮体。

 ## 什么是糖尿病高渗性昏迷

糖尿病高渗性昏迷（又称为高渗性非酮症糖尿病昏迷）是一种常发生于老年2型糖尿病患者的急性并发症，1型糖尿病患者比较少见，临床表现与酮症酸中毒相似，只是尿中没有酮体，少有酸中毒。由于血糖和血渗透压很高，患者很容易发生昏迷，一旦发病，死亡率也远比酮症酸中毒为高。处理和抢救的原则与糖尿病酮症酸中毒相近。临床以严重脱水，极度高血糖、血浆渗透压升高，无明显的酮症、伴有神经损害为主要特点，多见于老年糖尿病患者和以往无糖尿病史或仅有轻度糖尿病而不需胰岛素治疗者，但亦可发生在有糖尿病酮症酸中毒史和1型糖尿病患者之中。

老年原有脑血管疾病和肾功能异常者，易发生口渴中枢功能障碍（高渗状态和严重高血糖也影响下丘脑口渴中枢的功能），肾脏调节水、电解质和排糖功能不全，引起脱水，严重高血糖，部分患者有高血钠和氮质血症。

糖尿病高渗性昏迷的常见诱因有：①感染，如肺炎、急性胃肠炎、急性胰腺炎、泌尿系感染及皮肤化脓性感染等；②药物，如利尿剂、大量皮质激素、甘露醇、降压药、心得安、氯丙嗪、大量静脉输注葡萄糖、血液透析、静脉高营养等药物治疗不当等；③应激，外伤、烧伤、手术、麻醉、急性心脑血管病等。上述这些诱因如不消除，会促使糖尿病的代谢紊乱加重，从而诱发糖尿病高渗性昏迷。

糖尿病高渗性昏迷若诊治不及时，病情加重，后果严重，可出现一系列并发症，如血管栓塞、循环障碍、心力衰竭、肾衰竭、呼吸衰竭、呼吸窘迫综合征、应激性溃疡所致消化道出血、血管内弥漫性凝血、脑水肿、脑血管病、严重心律失常、传导阻滞等。

什么是糖尿病乳酸酸中毒

糖尿病患者葡萄糖氧化过程受阻滞，增强了葡萄糖酵解，产生大量乳酸。如乳酸脱氢酶不足，则乳酸不能继续氧化成丙酮酸，使乳酸的合成大于降解和排泄，体内乳酸聚集而引起的一种糖尿病急性代谢性并发症。

引起糖尿病乳酸性酸中毒的病因是：①老年性糖尿病患者本身患有大、小血管病变，微血管灌注不足，组织缺氧，增加了乳酸性酸中毒发生的倾向；②不当地应用双胍类口服降糖药，尤其是降糖灵，可增加外周组织无氧糖酵解，极易导致乳酸性酸中毒；③伴有心、肝、肾功能不全、急性严重感染、酮症酸中毒、白血病、贫血等疾病，使乳酸清除减慢，血中乳酸堆积；④饥饿、过量饮酒，亦可使乳酸增多而诱发本病。磷酸化缺陷等遗传性疾病，可发生乳酸性酸中毒。

糖尿病患者乳酸性酸中毒常见于服用降糖灵的病例选择不当，如伴有心肺疾病，肝、肾功能障碍或高龄的糖尿病患者。降糖灵增加糖的无氧酵解，使乳酸增加，降低肝和肌肉细胞对乳酸的摄取，并降低肾脏对乳酸的排泄。

糖尿病乳酸酸中毒者可有不同程度的酸中毒症状，如恶心、呕吐、腹痛、腹胀，酸中毒呼吸，倦怠、乏力、逐渐出现神志障碍，循环不良等；或当糖尿病酮症酸中毒抢救中酮症已消失，但 pH 值仍低时要考虑有乳酸酸中毒存在，尤其在抢救中有休克、神志丧失、肾功能损害者更要警惕。化验检查可见 pH 值降低，多低于 7.20，可低达 6.80 以下；血乳酸高于 5mmol/L。

鉴别诊断首先应与其他原因的昏迷及酸中毒相鉴别，如糖尿病酮症酸中毒、糖尿病非酮症性高渗性昏迷、低血糖、尿毒症性酸中毒、水杨酸中毒等。

 ## 什么是糖尿病慢性并发症

　　糖尿病并发症的发生是一个慢性的病理改变过程。糖尿病患者容易出现的慢性并发症有下述三类。

　　一是大血管并发症　指脑血管、心血管和其他大血管，特别是下肢血管。严格地讲，糖尿病大血管并发症并不是糖尿病患者所特有的，没得糖尿病的人也可能得心脏病、脑血管病等疾病，不过是糖尿病患者更容易得，得病比较早，比较重而已。脑血管病变是糖尿病患者致残或死亡的主要原因，其中堵塞性脑血管疾病最为多见。糖尿病性脑血管病变临床表现为头疼、头晕、四肢麻木，严重者可发生偏瘫甚至威胁生命。临床证实，糖尿病心血管疾病包括心脏和大血管以及微血管病变，会导致心肌病变、心脏自主神经病变和冠心病，尤其冠心病最为多见。45 岁以下糖尿病患者死于心脏病变的风险是非糖尿病者的 10~20 倍。糖尿病的下肢血管病变主要造成糖尿病足，表现为下肢疼痛及皮肤溃疡，不易愈合，从轻到重依次是间歇跛行、下肢休息痛和足部坏疽。

　　二是微血管并发症　主要包括肾脏病变和眼底病变。其中眼底病变是糖尿病患者视力障碍的重要原因之一。而肾脏病变引起的尿毒症是 1 型糖尿病患者死亡的主要原因，患者可有蛋白尿、高血压、水肿等表现，晚期则发生肾功能不全。

　　三是神经病变　糖尿病神经并发症是糖尿病所特有的，包括负责感觉器官的感觉神经病变，支配身体活动的运动神经病变，以及司理内脏、血管和内分泌功能的自主神经病变等。神经病变是糖尿病慢性并发症中发病率最高的一种。其中，感觉神经病变表现为疼痛、麻木、感觉过敏等；运动神经病变表现为运动障碍、局部肌肉萎缩；自主神经病变表现为出汗异常、尿失禁或尿潴留，腹泻或便秘以及阳痿等的发病率也较高。

什么是糖尿病的微血管病变

微血管一般指微小动脉和微小静脉之间，管腔直径在100微米以下的毛细血管及微血管网，是人体血液循环中最基层的结构单位，是血液与组织细胞之间进行物质交换的场所。

糖尿病性微血管病变是全身性的，因此，对机体所造成的危害是广泛的。糖尿病的微血管病变的主要特征是病理学上的一种特殊改变，即血管基底膜增厚，透明样物质渗出、沉积，使毛细血管内皮细胞损伤、增殖。当这种微血管病变累及肾微小动脉时，会发生蛋白尿，甚至尿毒症，即糖尿病肾病。当累及视网膜血管时，则发生视力减退，甚至失明，即糖尿病性视网膜病变。而当累及滋养神经的血管时，则会发生糖尿病性神经病变，若累及心肌内微小血管还可发生糖尿病性心肌病变。

什么是糖尿病性心血管疾病

糖尿病性心血管疾病是一种重要的糖尿病性大血管病变。糖尿病的心血管疾病包括糖尿病性冠心病、糖尿病性心脏自主神经病变、糖尿病性心肌病等。约1/3的糖尿病患者存在高甘油三酯、高胆固醇血症。有些患者虽无高脂血症，但是可以有脂蛋白和载脂蛋白成分比例失调，因此，糖尿病患者容易并发动脉粥样硬化。

与非糖尿病患者相比，糖尿病患者心血管疾病的发病率高、死亡率高，其中尤以心肌梗死的死亡率最高。糖尿病患者为何易发生心血管病，其原因极为复杂，目前认为主要与以下因素有关。①高血糖的不利影响：患者血糖（尤其是餐后血糖）若长期处于高水平，会对组织产生毒害作用，从而促进心血管病的发生发展。②脂代谢紊乱：糖尿病患者由于体内糖代谢紊乱，可导致脂代谢紊乱，表现为甘油三酯明显升高，胆固醇、脂蛋白也增高，易发生动脉粥样硬化，从而发生冠心病、心肌病、自主神经病变及高血压等。③血小板功能异常：糖尿病患者常存在血小板功能亢进和凝血异常的情况，从而促进血小板聚集和血栓形成。

此外，糖尿病患者超氧化物歧化酶活性下降，不能有效清除体内的活性氧自由基，引起体内自由基蓄积，从而引起心肌、血管等组织损伤，促进心血管疾病的发生或加重。

◆ 为何糖尿病常合并高血压

糖尿病性高血压是糖尿病常见的并发症之一。其发病率远较非糖尿病患者为高，这是世界各国所公认的现象。据国外统计，在糖尿病患者中高血压发病率可高达 40%~80%，国内统计，糖尿病并发高血压者约为 28%~48%。糖尿病患者的高血压不仅发病率高，且发病早，发病率随着年龄的增长、病程的延长而增高，但年龄组以 41~60 岁为最高，发病率可高达 73.7% 左右。

临床资料显示，糖尿病患者的高血压发病率明显高于正常人，一般为非糖尿病患者的 2 倍以上。成年人以患 2 型糖尿病多见，2 型糖尿病和高血压可能具有共同的遗传物质。此外，2 型糖尿病患者普遍存在着胰岛素抵抗，导致血糖升高；高血糖则会刺激胰岛分泌更多的胰岛素，从而造成高胰岛素血症。过高的胰岛素不但可促进肾小管对钠的重吸收，引起钠潴留，而且还可刺激交感神经兴奋，进而使血管收缩，外周阻力增加，血压自然升高。以上多种因素综合作用，最终导致高血压的发生。

糖尿病高血压对心、脑、肾损害程度远大于单纯原发性高血压或单纯糖尿病患者。因此，在 1999 年世界卫生组织国际高血压学会关于高血压的处理指南中明确规定：凡是有糖尿病的高血压患者都定为高危或极高危人群。一经发现，必须立即服用降压和降糖药物。

小贴士

现代医学把糖尿病、高血压、血脂异常、肥胖症等统称为代谢紊乱综合证。糖尿病合并高血压的患者不仅存在小血管病变，同时还有大血管病变，极易发生心脑血管疾病，并可加速肾脏病变和视网膜病变的发生和发展，增加糖尿病患者的死亡率。所以，糖尿病患者应该经常进行血压监测，一旦发现血压高于正常范围，立即在医嘱下进行积极治疗，努力将血压控制在 130/80mmHg 以下，尽量减少其并发症，这样就会把糖尿病、高血压并存的危害控制在最小程度内。

✦ 为何糖尿病患者易患动脉硬化

糖尿患者容易并发动脉硬化的血管遍布全身，包括脑部、心脏、肾脏、末梢血管，其发生的主要原因在于脂肪代谢的障碍，其次为高血压。促进糖尿病性动脉硬化的因素除了与年龄、病程有密切关系外，还有其他危险因素，例如肥胖多伴有高血压、高血糖、高胆固醇血症及高甘油三酯血症；基因遗传可直接影响血管壁的结构和代谢，或间接通过它所导致的疾病，如高血压，高血脂、糖尿病及肥胖等而产生影响；年老常伴有高血压、肥胖及糖耐量减低等。年老所伴有的高胆固醇血症及高甘油三酯血症又与肥胖有关。

目前，导致糖尿病性动脉硬化的确切原因尚未清楚，但有关发病机制的研究已向前迈出了关键性的一步。一般认为，糖代谢异常是糖尿病性动脉硬化发生发展的主要原因之一；脂代谢异常亦为糖尿病性动脉硬化形成的关键问题。

 ## 糖尿病与冠心病有何关系

一般认为，糖尿病患者容易并发冠心病与下列因素有关：

● 长期反复高血糖，有利于脂肪进入血管壁；

● 糖尿病患者常伴有高脂血症，易促进动脉粥样硬化的发生；

● 糖尿病患者体内环境稳定性的改变，使心血管疾病的发生率增高；

● 糖尿病患者体内血液易呈高凝状态而形成血栓，使微血管闭塞，组织缺氧；

● 糖尿病患者常伴有高血压；

● 2 型糖尿病患者中肥胖型较多；

● 2 型糖尿病伴有高胰岛素血症，增强了动脉（包括冠状动脉）内膜细胞的溶脂作用，而加速动脉硬化过程；

● 糖尿病早期就可累及内脏微血管，以致动脉壁受损。

由于中老年糖尿病患者多同时并发有糖尿病性心脏神经病变，使得并发冠心病时症状轻微，甚至没有症状。无痛性心肌缺血、无痛性心肌梗死较为常见。这就使得很多中老年糖尿病患者不注意预防，失去抢救机会。

对患糖尿病的冠心病患者来说，不仅要积极治疗冠心病，也要努力控制糖尿病，当他们患急性心肌梗死时，药物治疗措施及溶栓治疗指征与非糖尿病心肌梗死患者相似，但疗效较差。在进行冠脉成形术及冠脉支架置入术时，尤其是冠脉有多支病变者，若操作失败，并发严重缺血及再狭窄均较多。若进行冠脉搭桥手术，术后近期与中期死亡率与非糖尿病患者相似，但糖尿病患者并发肾功能不全及切口感染较多，而且远期死亡率也是糖尿病患者较高。

✦ 什么是糖尿病心肌病变

糖尿病患者的心脏没有冠状动脉粥样硬化病变，而心电图有 ST 段改变，超声心动图示心肌肥大，本病的末期出现心脏扩大、心功能不全时，被称之为糖尿病性心肌病。

一般认为，糖尿病性心肌病是由于心肌微小血管病变所致，同时还与糖尿病自主神经受累相关，或由于糖尿病时去甲肾上腺素分泌增多，致微血管痉挛，或与糖尿病所致代谢紊乱引起心肌供能不足，心肌细胞膜钙离子和钠离子交换、肌蛋白的异常，以及维生素代谢异常、蛋白合成障碍有关。

在临床方面，虽然糖尿病心肌病变缺乏明确的诊断标准，但在临床遇到以下情况时，要考虑其可能：①有明确且病史较长的糖尿病；②有心血管病的症状，特别是心力衰竭；③如仔细听诊可以在心尖听到第四心音，这是糖尿病导致心脏舒张功能不全的表现；④如果没有冠心病，冠脉造影可为阴性。

糖尿病患者发生糖尿病性心肌病时，早期可无任何症状，随着病情的进展，晚期患者心脏扩大，出现心绞痛、进行性心功能不全、心律失常等临床表现，极易发生心力衰竭，并可能造成心脏性猝死。因此，糖尿病患者定期检查心功能状况，对早期诊断糖尿病性心肌病非常重要，尤其要注意检查左室舒张功能是否异常。对该病目前还没有特效的防治方法，有研究发现，早期患者控制血糖、血脂、血压和应用钙拮抗剂以及血管紧张素转换酶抑制剂，能预防和延缓心肌病变的发展。

糖尿病对老年人心脏的影响虽是明显的，但只要对糖尿病进行严格的控制，是可以推迟或减少这种并发症出现的。

什么是糖尿病性脑血管病

糖尿病性脑血管病（又称脑卒中、脑中风）是以突然昏倒，不省人事，伴有口眼歪斜，语言不利，半身不遂，或未昏倒而突然出现半身不遂为主要症状的一类疾病，包括脑出血、蛛网膜下腔出血、脑梗死、脑血栓、短暂性脑缺血发作等。其发病急，来势猛，变化迅速。因此，糖尿病性脑血管病也可称为糖尿病性脑卒中或糖尿病性脑血管意外。

糖尿病性脑血管病可分为两大类：一类为出血性脑血管病，另一类为缺血性脑血管病。本病发生的根源在于糖尿病本身。由于糖尿病患者胰岛 β 细胞分泌胰岛素绝对或相对不足，引起糖、脂肪、蛋白质代谢紊乱，尤以糖代谢紊乱明显。胰岛素不足使葡萄糖转化为脂肪，大量脂肪被分解成甘油三酯和游离脂肪酸，胆固醇增高更为显著，以致造成血脂异常，加速了糖尿病患者的动脉硬化。

糖尿病引起的动脉硬化是慢性全身性进行性疾患，是引起脑血管病的病理基础。脑动脉硬化主要发生在脑部的大动脉和中等动脉，使累及的动脉管腔狭窄或痉挛。在各种诱因刺激下，造成血管破裂或堵塞，使脑血液循环障碍，形成部分脑组织缺血。当脑血管进一步阻塞时，势必发生脑梗死，从而出现一系列的脑血管意外的症状。

糖尿病性脑血管病的特点是：①脑血栓形成比脑出血要多，中小血栓和多发性病灶较为多见；②椎–基底动脉梗塞比较多见；③脑血栓一般不会成为直接死亡的原因；④临床常表现为反复发作的轻度脑卒中，或无明显卒中发作而表现为偏瘫、共济失调、痴呆、假性球麻痹、震颤麻痹综合征等。

糖尿病性脑动脉硬化的病变与非糖尿病者相比没有本质上的不同，除动脉粥样硬化和小动脉硬化外，在糖尿病中还应特别强调微小血管病变的存在。上述这些特点可能与糖尿病性脑动脉硬化和微小血管病变均有关。

糖尿病与血脂异常有何关系

血液里的脂肪叫作血脂，它来源于食物经胃肠消化吸收的脂肪和体内自行合成的脂类，一般包括甘油三酯、胆固醇、磷脂和脂肪酸等。脂类为非水溶性物质，在血浆中脂类与一定量的蛋白质构成水溶性的脂蛋白而存在。正常人空腹血浆中基本不含乳糜微粒，而糖尿病患者基于糖、蛋白质、脂肪的代谢紊乱，使血液中甘油三酯、胆固醇、脂蛋白的浓度超出正常范围，谓之糖尿病性高脂血症，高脂血症即高脂蛋白血症。

脂肪组织是机体的能量仓库，它具有双重任务，即脂肪被消化吸收后，将多余的"燃料"以甘油三酯的形式储存起来；饥饿时则动员脂库分解，以满足机体各组织能量的需要。全身组织，除脑和血液中的红细胞外，约有一半的热量是由脂肪转化的，充分利用脂肪，可减少蛋白质的消耗。

患糖尿病时，由于胰岛素的绝对或相对不足，机体内的脂肪合成减少，分解加速，引起脂质代谢紊乱。糖尿病患者血浆甘油三酯和极低密度脂蛋白显著升高，主要是胰岛素对甘油三酯的合成与分解代谢影响不平衡的结果。极低密度脂蛋白分解代谢紊乱是产生高脂血症的主要原因。糖尿病性高脂血症是一种综合征，亦是继发性高脂血症，其特点是乳糜微粒、极低密度脂蛋白在血浆中大量堆积，血浆甘油三酯常在 22mmol/L 以上。

当糖尿病患者体内胰岛素水平相对增高（多见于肥胖型糖尿病患

者），或注射胰岛素超过胰腺正常分泌量，造成外源性高胰岛素血症时，血清胰岛素水平升高，促进肝脏对甘油三酯的合成，导致内源性高甘油三酯血症。因此，糖尿病患者体内胰岛素的多少均与血脂异常有关。

 ## 糖尿病与代谢综合征有何关系

所谓代谢综合征是心血管疾病多重危险因素的集合，而并非单一性疾病，主要是指糖耐量减低、糖尿病、肥胖、脂代谢紊乱、高血压等其中 3 项或 3 项以上的组合，其互为因果，形成恶性循环。

在肥胖、高血压、血脂异常和糖尿病几种疾病中，患有其中一种疾病者，患其他疾病的风险增大很多，因此有人将肥胖、高血压、血脂异常和糖尿病看作是四个"难兄难弟"。代谢综合征中甘油三酯增高、肥胖和糖耐量低下构成三大危险因素，并已明确是糖尿病和心脏病的先兆。在发展中国家，代谢综合征的发病率呈现逐年增高的趋势。

小贴士

医学上把可引起动脉粥样硬化的诸因素均称为代谢综合征。其中糖尿病，尤其是 2 型糖尿病囊括了代谢综合征大部分因素，也就是说糖尿病是最常见、也是最多见的代谢综合征，会大大促进动脉硬化的形成与发展。糖尿病患者心脑血管病发生率是一般人群的 2~4 倍，约 70% 的 2 型糖尿病患者死于心血管病。

代谢综合征所伴有的每个危险因子都具有独立的作用，合并在一起产生协同放大的效果。因此，对于上述四种慢性疾病的治疗，必须超越传统的单纯"降糖""调脂"等措施，而应基于对代谢综合征的整体治疗，将防御前线进一步前移，强调早期干预，以延缓糖尿病、血管病等的发生和发展。

不良生活方式是导致代谢综合征的核心因素。不良生活方式包括吸烟、紧张、水果和蔬菜摄入不足、过多摄入动物性食品、缺乏体育锻炼等。治疗代谢综合征的主要措施是基于治疗性的生活方式的改变，从而降低糖尿病、高血压、血脂异常的发病风险。

✦ 什么是糖尿病肾病

糖尿病性肾脏并发症是糖尿病的重要并发症之一，肾脏亦是患糖尿病时最常受累的器官之一，病变可累及肾实质各部分。临床通常谓之糖尿病性肾病。

糖尿病性肾病是引起糖尿病患者，特别是幼年发病的糖尿病患者死亡的重要原因。有关资料报道，1 型糖尿病患者糖尿病性肾病发病率比其他类型的肾病高 40%。糖尿病性肾病发病隐匿，进展也缓慢，这种情况可以持续多年，其中 30%~40% 的患者发展为临床糖尿病性肾病。从发病到终末期肾衰竭可能经历 25~30 年。

糖尿病微血管病变导致肾组织缺血、缺氧，肾小球毛细血管和小动脉受损害，形成蛋白尿、水肿（浮肿）、肾衰竭和高血压等临床表现。

早期发现糖尿病肾病是十分重要的。尿蛋白增加是糖尿病早期肾病的临床特征之一，也是主要诊断证据。糖尿病患者应定期查尿微量白蛋白，如果在 3 个月内连续检查 2~3 次，平均值均达到尿微量白蛋白排泄率 20~200μg/min，或尿微量白蛋白 30~300mg/24h，且排除其他可能原因，如酮症酸中毒、泌尿系感染、运动、原发性高血压、心力衰竭等，即可诊断为早期糖尿病肾病。

糖尿病有哪些眼部并发症

糖尿病的眼部病变是糖尿病的微血管并发症之一，与糖尿病肾病等同为糖尿病的重要慢性并发症。

糖尿病性视网膜病变 是糖尿病最常见的眼部并发症，是致盲的重要原因，详见后文叙述。

糖尿病性色素膜病变 糖尿病在色素膜所引起的病变主要是病态的血管组织及虹膜和睫状体上皮组织的损害。①虹膜红变：表现为在虹膜表面出现粗细不等、疏密相同的新生血管，致虹膜呈现红色。虹膜红变不但对眼的危害极大，也是全身不良的预兆。②新生血管性青光眼：在虹膜周边部分有呈花环状的新生血管网，并向前房角方向伸展，使房角完全闭锁，形成"假角"，导致眼压升高，成为新生血管性青光眼。由于血管壁很薄，易发生前房出血，且常反复出血，难于吸收。③虹膜色素游离症：是由于虹膜和睫状体色素上皮的变性，色素膜细胞破裂，释放出棕黑色色素颗粒的缘故。

糖尿病性白内障 亦为糖尿病最常见的并发症，可严重影响视力。60%~65%糖尿病患者有晶状体混浊。糖尿病性白内障可分为真性糖尿病性白内障和糖尿病的老年性白内障。

糖尿病性视神经病变 视力可有不同程度的减退。当视神经的血液供养受损时，则产生非特异性表现，类似一般的视（神经）乳头水肿、缺血性视乳头病变或视神经炎的改变。眼底表现为视乳头水肿，有出血斑，甚至可以有微血管瘤；晚期可见视神经萎缩。视野呈生理盲点扩大、向心性缩小及中心暗点改变，或与生理盲点相连的象限性缺损。

糖尿病的屈光改变 在糖尿病起病初期加重，血糖升高时发生近视，血糖显著降低时则出现远视。远视不是最初的现象，而是随着近视之后发生的。近视或远视往往均伴随有散光。患者发生暂时性屈光改变，即突然出现近视或远视，则为血糖升高或降低的征象。在糖尿病得到满意控制后，常可恢复到原来的屈光水平。

✦ 什么是糖尿病视网膜病变

糖尿病性视网膜病变是糖尿病引起眼部损害最常见、最严重的病变，因视网膜血管改变所致，发生率随糖尿病病程延长而增加，也与糖尿病患者血糖控制得好坏直接有关。在一些糖尿病性视网膜病变患者，视网膜血管肿胀并出现渗漏。另一些人则在视网膜表面出现异常的新生血管。这些改变可导致视力丧失。糖尿病性视网膜病变可分为两种类型：增殖性和非增殖性视网膜病变。

糖尿病视网膜病变的患病率，随糖尿病病程进展而有所不同。糖尿病患者视网膜病变的发生率为21%~36%。据统计，病程小于5年的患者，伴有糖尿病视网膜病变的不超过10%，病程超过20年，几乎超过90%的患者可发生糖尿病视网膜病变，引起双眼失明的危险性大大增加。国外有人统计，15%~20%的失明是因糖尿病引起。

糖尿病视网膜病变早期患者可能全无症状，但随着病情的发展，可出现视力减退，视野缩小，对比敏感度降低等。

早期患者可以没有任何症状，眼底检查仅发现视网膜静脉饱满或扩张，后极部散在微血管瘤和小圆点状出血；随病程进展，眼底检查还会发现境界鲜明的白色或黄白色点状渗出物，成堆聚积或分散在后极部，一旦波及黄斑区，则影响视力。

病变侵犯到黄斑区，对视力的影响随病变程度不同也不一样。这时候在视力下降的同时还可以在视野中发现有中心暗点，视物变形。如果视网膜小血管破裂有少量出血进入到玻璃体，患者会发觉眼前有黑影飘动；如果有大量出血到玻璃腔里，视力会明显下降，严重的可以丧失视力；如果黄斑区以外视网膜血管闭塞或者有增殖性视网膜病变，可以造成视网膜脱离，出现相应部位的视野缺损。

什么是糖尿病性神经病变

糖尿病性神经病变为糖尿病最常见的慢性并发症之一，是糖尿病在神经系统发生的多种病变的总称，多累及周围神经系统和自主神经系统，中枢神经系统亦可受损害。当累及运动神经、颅神经、脊髓、自主神经时，可出现知觉障碍、深反射异常等临床表现。一般由糖尿病引起的周围神经病变、自主神经病变和脑部病变较为常见。

糖尿病神经病变由于受累的神经不同，以及严重程度不同而出现不同的临床表现。常见的糖尿病神经病变有4种：①周围神经病变，医生称它为末梢神经炎，主要症状为对称性双下肢麻木，有针刺感、灼热感、蚁走感和刀割样或闪电样疼痛；②中枢神经病变，表现为走路不稳、易跌倒、行走如踩棉花、下肢肌肉萎缩等；③自主神经病变，出现下肢、足部发凉怕冷，头部和上身出汗，腹胀、便秘、排尿淋漓不尽等；④脑神经病变，表现为上眼睑下垂，两侧瞳孔不等大，视物双影，听力减退，口眼歪斜等。上述诸病的诊断和治疗均需由神经内科医生进行，病情恢复往往需要较长时间。

糖尿病性神经病变引起的足溃疡需与缺血所致的坏死相区别。临床所见的足溃疡主要是末梢神经纤维受累的神经病变。足溃疡的发生主要与患者的痛、温觉丧失有关，也可能与伴有的自主神经病变有关。

什么是糖尿病性功能障碍

糖尿病并发性功能障碍比较多见，将近90%的糖尿病患者有不同程度的性功能障碍，临床表现为阳痿、早泄、射精迟缓、逆行射精、性欲低下、月经紊乱，以致引起不育（孕）症等。

性功能障碍可与糖尿病症状同时或提前出现，但大多数在糖尿病症状之后出现。由于膀胱内括约肌松弛而射精返回入膀胱，伴以阳痿，故常不育。不育者占 40 岁以下男性糖尿病患者中的 25%~30%。在 40 岁以下女性糖尿病患者中 38%可出现月经紊乱，往往有性欲低下，为发生不孕症的原因之一。有时男性患者完全无射精反射，则提示有严重盆腔中交感神经的损坏，以致输精管神经调节功能丧失导致射精功能完全失常。

50 岁以上的糖尿病患者中有 50%~70%合并阳痿，在 20~30 岁的糖尿病患者中阳痿发生率也高达 25%~30%，是非糖尿病患者的 5~10 倍。

糖尿病之所以易伴发阳痿，与以下几点有关：①糖尿病患者容易发生动脉粥样硬化，一旦波及阴茎动脉，便会使血管变窄，供血量锐减，从而造成阳痿；②糖尿病患者体内血糖过高，糖代谢失调以及维生素代谢紊乱，致使神经系统功能受到影响，神经传导受阻，从而降低了性兴奋性；③糖尿病患者由于全身新陈代谢失调，性激素的分泌也将受到影响，引起性功能减退。但是，糖尿病患者发生了阳痿，不要都归咎于糖尿病所引起。因为有一些人并未发生器质性的改变，却是由于得了糖尿病后精神上过度紧张，思想上包袱重，对限制饮食极度反感，才使性功能减退的。

什么是糖尿病足

糖尿病足是由多种因素综合引发的糖尿病慢性并发症。糖尿病足是糖尿病患者特有的临床表现，既有下肢大血管病变引起的供血不足，累及神经、皮肤、骨骼、肌肉组织，因缺血、缺氧和营养而发生病变，又有神经病变使足部感觉缺失，容易发生外伤、溃疡。若继发感染就形成了糖尿病足。糖尿病足患病率高，致残率高，带给糖尿病患者莫大的痛苦。1995 年，世界卫生组织将糖尿病足列为糖尿病的四大并发症之一。

几乎所有糖尿病足的发生均由缺血、神经病变、感染 3 个因素协同作用而引起。大血管病变在糖尿病足发展中起决定性作用。但是，无可置疑，皮肤坏死的最终原因是微循环功能障碍。糖尿病足的发生原因如下。①缺血：下肢动脉硬化后，引起缺血、血流不畅而发生大小血管栓塞，栓塞后局部组织血流受阻，出现缺血性坏死而导致本病的发生；②神经病变：下肢发生血管改变的同时，伴有血管的自主神经病变，影响血管运动，使足部抵抗力减低。某些创伤，如不合脚的鞋挤压、足部的胼胝、鸡眼处理不当、袜子缝线的摩擦、皮肤外伤等，均可造成足部感染的发生；③感染：虽然感染不是糖尿病足的唯一发生原因，却使神经病变和血管病变继续演变，使糖尿病足的损害进一步加重。由上述因素导致的足部疼痛、足部深溃疡及肢端坏疽等病变，均属糖尿病足范围。

患者一旦感觉到下肢麻木、刺痛、足底有踩棉花感，以及出现足部发凉、皮肤发暗、色素沉着、下肢间歇性跛行、夜间疼痛等症状，应先要想到自己是否患了糖尿病足。

糖尿病足防治的重点是"高危足"，也就是说，对于糖尿病史在 5 年以上，有上述症状者，一定要提高警惕，及时就医并作必要检查以了解下肢血管及神经病变的情况。医生在治疗中常常遇到一些患者，由于病脚已经失去知觉，剪指甲时不小心把脚剪破。千万不要以为这就是个小小的伤口而不当回事儿，这种情况其实很危险，一旦不抓紧治疗，会很快感染进而失去全脚。

 糖尿病性胃部并发症有哪些

糖尿病的胃部并发症有糖尿病胃麻痹、消化性溃疡、胃酸缺乏和

维生素 B_{12} 缺乏。

胃麻痹 据报告，有 20%~30%糖尿病患者发生胃麻痹。胃麻痹是由于支配胃运动的神经受损而引起。在酮症酸中毒时，也可暂时性发生。表现为胃紧张度减弱、运动减弱以及排空时间延长。患者自觉上腹部不适，稍吃几口饭即有饱胀感，以及恶心等。严重者在呕吐出的胃内容物中可见数日前摄入的食物，有时还可见由食物硬结成的"胃石"。频繁的呕吐，可导致营养不良。由于进入胃的食物排空慢而不能按时被吸收，可能引起低血糖；而当数小时后食物排空入肠后，又会引起高血糖，故影响血糖的控制。

消化性溃疡 据报告，约 10%糖尿病患者出现消化性溃疡、呕血，甚至出血性休克而致死。其原因是胃微循环功能不良，从而降低局部防御能力，胃酸低、内源性胰岛素减少或无分泌，导致胃液分泌减少，以及自主神经功能紊乱引起胃液分泌减少。此外，由于胃黏膜微血管病变，口服降糖药，可并发急性溃疡。

胃酸缺乏和维生素 B_{12} 缺乏 胃酸缺乏症可由自身免疫引起。1型糖尿病本身即有自身免疫的异常，也可因为控制胃酸分泌的神经受损而引起。胃酸缺乏时，外来的细菌不能被杀灭，易使胃部感染、发炎。另外，胃酸缺乏，也影响食物的消化。当胃细胞分泌的内因子减少时，可引起人体维生素 B_{12} 不足的营养不良性贫血。

✦ 经常便秘是糖尿病并发症作怪吗

便秘是糖尿病患者常见的胃肠功能障碍，约有 1/4~1/3 的患者有不同程度的便秘。便秘原因多系肠道蠕动减慢、减弱，大部分是由于控制肠道肌肉的神经出现变性而引起。

食物残渣的水分在大肠内被吸收后形成大便。大便在大肠内停留的时间越长，则越干燥，越易引起便秘。干硬粪便排出很费力。所以，在排便十分用力时，极易引发心脑血管疾病突然加重，有时可能发生严重后果，脑出血就是其中之一。而且大便在肠道里停留时间越长，粪便中的毒素重吸收到体内的量就越多，这些毒素对人体也有很多不良影响。糖尿病患者体质本已较弱，身体里的毒素应尽快随尿和粪便排出，使毒素回吸收减少到最低点，这也是糖尿病患者保持身体健康和长寿的要点之一。

糖尿病为何会引起便秘呢？原因是高浓度的血糖对自主神经有损害作用，致胃肠蠕动无力，大便不易排出。另外，患糖尿病时，由于代谢紊乱，蛋白质呈负平衡，以致腹肌和会阴肌张力不足，排便无力。

糖尿病患者一定要设法保持每日解大便。便秘者除多食用含纤维素多的蔬菜外，还应进行一定量的体育运动，养成每日定时解大便的习惯。药物可以治疗便秘，目前通便药种类很多，最好选择肠道不吸收而又能软化大便的药物。

糖尿病肝脏疾病有哪些

糖尿病肝脏疾病包括肝硬化、脂肪肝和肝炎等。糖尿病合并肝硬化者并非少见，肝硬化要经过数年才能被发现。临床上诊断出来的大多数病例，被认为肝硬化是先发生的，而且肝硬化可能助长了糖尿病的发病。从肝活体组织检查结果分析，糖尿病本身不可能发生肝硬化。从肝硬化合并糖尿病的高发病率来看，以肝损害引起的继发性糖尿病为多。有人认为糖尿病合并肝硬化者，95%先有肝硬化，其中70%为酒精滥用者。由肝脏疾病引起的碳水化合物代谢障碍，导致糖耐量减低乃至血糖升高而继发的糖尿病，称肝原性糖尿病。其特点是，无明显的"三多"症状，多为轻型，一般无并发症，常随着肝病的恢复而缓解。

在正常情况下，肝内脂肪仅占肝脏重量的 3%~5%。若糖尿病患者的血脂在肝脏过多堆积，即肝中脂肪含量超过肝重的10%，或在组织学上，肝实质脂肪化超过30%~50%者，谓之糖尿病性脂肪肝。糖尿病性脂肪肝的发病率为21%~78%，多见于肥胖型糖尿病患者，尤以48岁以上更年期女性患者居多。脂肪肝患者合并糖尿病者为26%~36.7%。糖尿病性脂肪肝发生的最主要原因可能与胰岛素缺乏有关。糖尿病性脂肪肝患者多数出现肝脏肿大。有调查结果表明，糖尿病患者，尤其1型糖尿病患者的肝炎患病率比一般人高2~4倍。一方面糖尿病患者经口感染肝炎病毒的机会多，另一方面，糖尿病免疫功能低下及机体抵抗力减弱，导致发生肝炎的作用也不容忽视。

✦ 糖尿病为何易并发感染

高血糖为糖尿病的重要特征，是感染的发病根源。

高浓度的血糖抑制了白细胞的吞噬作用，降低了抗感染的能力。糖尿病患者体内代谢紊乱，抗病能力显著下降，尤其在酮症酸中毒时，粒细胞功能受到抑制，白细胞吞噬能力减弱，炎症反应性明显下降，抗体生成亦降低。

糖尿病容易发生血管病变，除因血流障碍，抗体分泌减少，影响白细胞的吞噬功能外，还由于血流量下降，组织缺血、缺氧，有利于厌氧菌的生长，可发生组织变性和坏疽，这种现象多见于糖尿病足、糖尿病下肢血管病变。

糖尿病并发神经病变的患者，几乎大多伴有神经性膀胱、尿潴留，加之尿糖增多，有利于泌尿道的细菌生长，易上行感染而致肾盂肾炎的发生和发展。

糖尿病易并发哪些感染

糖尿病所并发的感染大多由化脓性细菌、真菌、结核杆菌、病毒等引起，感染可涉及全身大多数系统。①呼吸系统感染：主要见发生肺结核、肺炎和咽喉炎，尤其肺结核的发病率要高于正常人 3 倍左右。②泌尿系统感染：如泌尿系感染、肾盂肾炎、坏死性肾乳头炎。泌尿系感染中以肾盂肾炎和膀胱炎最常见，尤其多见于女性患者，反复发作可转为慢性。③皮肤感染：疖、痈、毛囊炎、汗腺炎、头部乳头状皮炎、蜂窝织炎、下肢溃疡及真菌感染引起的手足癣、股癣、指甲癣及会阴部瘙痒等。糖尿病患者常发生疖、痈等皮肤化脓性感染，可反复发生，有时可引起败血症或脓毒血症。真菌性阴道炎和巴氏腺炎是女性糖尿病患者常见并发症，多为白色念珠菌感染所致。④口腔系统：牙周炎、口腔念珠菌感染等。⑤败血症：各种感染严重时可引起全身菌血症及各种败血症、感染中毒性休克。⑥术后感染。⑦消化系统：主要见胆囊炎、肠炎、阑尾炎、肝炎。

 口腔疾病与糖尿病有何关系

口腔疾病可以由糖尿病引起，是糖尿病在口腔方面的表现。因此，诊治口腔疾病必须从整体出发。许多糖尿病患者出现口干口渴，口腔黏膜瘀点、瘀斑、水肿，口内烧炽感。有的患者在舌体上可见黄斑瘤样的小结节，与糖尿病患者皮肤上的黄斑瘤一样。凡出现这些症状时，要考虑糖尿病的可能性。此外，在口腔疾病治疗效果不佳时，应进行血糖、尿糖化验，这对早期诊断和治疗糖尿病引起的口腔疾病有一定的作用。

口腔症状常是糖尿病的表现，比口外症状可靠。一般葡萄糖耐量降低的患者，常有口干多饮、炽热感、牙龈肿痛、牙齿叩痛。有的患者还可有口唇干燥、牙龈出血、牙周袋形成及牙齿松动。X线检查可见牙槽骨吸收现象，多数糖尿病患者或接近其边缘的患者均有这种现象。未控制的糖尿病患者可有多种口腔病变的表现，已控制的糖尿病患者亦可有不同程度的口腔病变。

糖尿病能并发的口腔疾病有：①牙龈炎、牙周炎：糖尿病患者常出现牙龈充血、水肿、糜烂、出血、疼痛，牙周部位可发生牙周脓肿、牙周袋形成，并有脓性渗出；②口腔黏膜病变：表现为口腔黏膜干燥，常有口干、口渴，唇红部可见燥裂，齿龈、舌黏膜的糜烂及小溃疡、疼痛，容易发生感染性口炎、口腔白色念珠菌病；③牙槽骨吸收、牙齿松动脱落：随患者年龄增高而更为普遍；④龋齿：在糖尿病患者中普遍存在；⑤腭部炎症：进展的龋齿根尖炎及齿龈炎向多颗牙齿蔓延，引起发热、疼痛、肿胀及吞咽疼痛等症状；⑥其他：易出现拔牙后愈合时间延长，拔牙后发生疼痛及炎症等。

✦ 为何糖尿病易并发口腔病变

已有学者将牙周炎视为糖尿病的第六并发症。二者之间"亲密"的关系主要取决于糖代谢，如血糖正常并维持良好的口腔卫生，其牙周炎的发病率并不高，相反，长期保持高血糖状态，则易伴发重度或难治性的牙周炎。因为高血糖水平给龈下细菌提供了丰富的营养，且使牙龈组织微血管阻塞，牙龈氧的利用率降低；同时，糖尿病患者全身抵抗力低下，细胞免疫功能减退，促进细菌尤其是厌氧菌的感染，而这些厌氧菌恰恰是引发牙周炎的"罪魁祸首"。有调查发现男性糖尿病患者口腔疾病高于糖尿病女性组，可能与男性较女性更多饮酒、吸烟以及精神压力大有关。老年人牙龈萎缩，牙间距增大，牙与牙的间隙里常有食物残留，时间长了，必然引起细菌繁殖，从而导致牙周炎和牙根炎。若同时患有糖尿病，这两种病则更容易出现。

小 贴 士

　　糖尿病患者预防口腔疾病的办法有以下几种：①尽量把血糖控制好；②做到餐后漱口、刷牙；③餐后还要借助工具将残留食物清理掉；④有牙病要及时去医院检查治疗；⑤治疗炎症应两种抗菌药物合用；⑥进食要慢，咀嚼时不要过度用力。

 # 糖尿病患者为什么易发生皮肤病变

　　糖尿病皮肤病变的发病机制是以微血管病变为主的多因素的病理过程，而高血糖不过是多种代谢紊乱中的明显标志之一。糖尿病患者可出现多种皮肤病变，国外报告达30%。糖尿病并发的皮肤病变范围广，种类多，损害全身任何部位的皮肤，发生于糖尿病的各个时期。皮肤病变可加重糖尿病的病情，导致十分严重的后果。

　　糖尿病患者的皮肤易感染的原因如下：①糖尿病患者的皮肤组织内含糖量增高，宜于细菌繁殖，此外，皮肤糖量的增加对于皮肤创伤的治愈起着一定的障碍作用；②在血糖较高且治疗效果不佳的患者中，预防感染的能力明显下降；③有人认为，皮肤容易感染的原因可能与糖尿病引起的代谢紊乱和血管神经病变等减弱了皮肤和白细胞的防卫功能有关。

　　糖尿病皮肤病变大致可归纳为以下几种类型。①皮肤真菌感染：为糖尿病患者最容易并发的皮肤病，特别是未被控制的糖尿病患者，并发真菌感染者高达40%。此病不易治愈，也常易复发，其主要症状有擦疹（擦烂）、口角炎、女阴炎，瘙痒难忍，夜间显著。②皮肤化脓性感染：在糖尿病中并发皮肤化脓性感染者约20%，为金黄色葡萄球菌感染。临床症状表现为疖、痈、毛囊炎、汗腺炎，甚者能加重糖尿病病情，诱发酸中毒。③皮肤瘙痒症：泛发性皮肤瘙痒症见于老年性糖尿病患者，其发病时间、程度、部位都不相同，女性外阴瘙痒更为多见。④结缔组织代谢障碍引起的皮肤病：糖尿病性硬化性水肿、淀粉样变性苔癣、黏液水肿性苔癣。⑤脂肪代谢障碍引起的皮肤病：糖尿病性黄色瘤、睑黄斑瘤、胡萝卜素沉着症。⑥血管性障碍引起的皮肤病：糖尿病性坏疽、糖尿病性脂肪萎缩、糖尿病性皮肤潮红、紫癜、胫前色素性斑、糖尿病性大疱、糖尿病性类脂质渐进性坏死。⑦其它：末梢神经障碍引起的糖尿病性无汗症等。

✦ 什么是糖尿病性骨质疏松

糖尿病性骨质疏松是继发性的，不仅与糖、蛋白质、脂肪的代谢有关，且与钙、磷、镁等矿物代谢关系密切。人体随着年龄的增长，钙的丢失增加。缺钙不仅是糖尿病患者存在的问题，也是所有老年人都面临的问题。由于糖尿病患者在饮食上摄入的减少和糖尿病患者存在的代谢紊乱，都影响了钙的代谢。

糖尿病发生骨质疏松的原因有：①胰岛素不足，使蛋白质分解增加，合成受抑制，蛋白质是构成骨架的基本物质，蛋白质减少可导致骨基质减少，使钙、磷不能在骨筋中沉积，而造成骨质疏松；②胰岛素是软骨和骨生长的调节因子，对软骨和骨的形成有刺激效应，同时，肾合成维生素 D_3 是需要胰岛素的，故认为糖尿病骨质减少与缺乏胰岛素及维生素 D_3 代谢异常有密切关系；③钙的摄入量偏低，加之糖尿病患者严格控制饮食，不注意钙的补充，血钙水平低，可引起继发性甲状旁腺功能亢进，甲状旁腺激素分泌增多，可动员钙进入血循环，又加重了骨质疏松；④患糖尿病时，从尿中排出大量葡萄糖的同时，钙也从尿中排出，排出量比非糖尿病患者多，因此糖尿病患者比非糖尿病患者容易发生骨质疏松；⑤糖尿病患者并发肾病时，维生素 D 在肾脏激活受阻，不能转变成有活性的维生素 D，结果导致小肠钙吸收减少，肾脏排泄钙、磷增多，骨钙沉着减少。

糖尿病性骨质疏松症的临床特点为经常性腰、背、髋部疼痛，或出现持续性肌肉钝痛。日常活动不慎易发生骨折，除脊柱外，前臂远侧端、肱骨近侧端及股骨颈均是易发生骨折之处。骨折后长期卧床可产生其他并发症，手术治疗的伤口愈合及骨折后愈合均较正常人的缓慢。糖尿病患者经常可出现高尿钙、高尿磷、高尿镁，而血镁及血磷减少，血钙水平则往往正常。

糖尿病性骨质疏松症的防治要积极控制糖尿病发展。如血糖控制满意，尿钙排出就会恢复至正常水平。活性维生素 D 治疗有效，应及时补充钙剂及适量维生素 D。大力提倡从饮食中补充钙，尤其奶制品含钙量高。

什么是糖尿病性痛风

痛风是由于嘌呤代谢紊乱和（或）尿酸排泄障碍所致的疾病，临床上以高尿酸血症为主要特征，表现为反复发作的关节炎、痛风石形成和关节畸形，严重者可导致关节活动障碍和畸形，累及肾脏可引起慢性间质性肾炎和尿酸性肾石病。痛风是糖尿病特别是 2 型糖尿病常见的一种并发症。据报道，有 7%~70% 的糖尿病患者并发高尿酸血症。

痛风患者发生糖尿病的几率比一般正常人高 2~3 倍。痛风和糖尿病同属新陈代谢性疾病。其发生均与体内糖、脂肪、蛋白质等的代谢紊乱有关。痛风患者易患糖尿病的原因还与遗传缺陷、肥胖、营养过剩及不喜欢活动等有直接的关系。此外，有人认为，血尿酸升高可能会直接损害胰岛 β 细胞，影响胰岛素分泌而引发糖尿病。

糖尿病与抑郁症的关系如何

2型糖尿病的发病与不健康生活习惯有关，其中除了饮食习惯、缺乏体育锻炼之外，还与精神因素如学习、工作中的困难、意外事件、亲人的亡故等精神刺激有关。据国内流行病学调查统计：工作节奏快，生活紧张，一天到晚永远把精神绷得紧紧的人易患糖尿病。精神紧张首先会使对抗胰岛素的肾上腺素、甲状腺素等激素的分泌增多，同时，精神紧张会使中枢神经系统发生紊乱，也会引起内分泌失调。最近，有关专家发现大脑皮质紧张时会分泌一种激肽——脑肽，可促使血糖升高，可能是2型糖尿病的诱因之一。

另外，患了糖尿病又容易诱发各种精神疾病，如抑郁症。据调查，11%的糖尿病患者出现重症抑郁症，31%的糖尿病患者抑郁症症状加重。反之，抑郁可导致高血糖，并增加发生糖尿病并发症的危险性。但是，目前2/3的糖尿病抑郁症患者并未得到治疗。其实，无论先发生糖尿病还是抑郁症，只要患上这两种疾病，同时治疗可使两者获得双向改善，但关键还是要治疗好糖尿病。

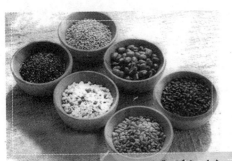

2

科学养生防治糖尿病并发症

 如何预防糖尿病的并发症

要预防糖尿病并发症，首先要预防糖尿病。卫生部已制定防治糖尿病的规划：一级预防主要是指对糖尿病易感人群及已有糖尿病潜在表现的人群，有针对性地通过改变和减少不利的环境因素和行为因素对人体的影响，最大限度地减少糖尿病的发生；二级预防是筛查发现无症状的糖尿病及糖耐量异常者，早期干预，以降低糖尿病的发病率；三级预防是对已诊断为糖尿病的人群实施，采取综合科学的治疗方法严格控制血糖。空腹血糖控制在 4.4~6.1mmol/L，餐后 2 小时血糖控制在 4.4~8.0mmol/L，也就是平时常说的治必达标。采取饮食、运动、药物治疗、血糖自我监测和糖尿病健康教育等"五驾马车"综合治疗。特别强调的是：要严格控制血糖、血压和血脂。

既然糖尿病并发症对人类威胁这么大，一般人到底应该怎样预防和延缓它的并发症发生呢？至少要做到四个点：即多学点儿，少吃点儿，勤动点儿，放松点儿。

"多学点儿"就是要多看看有关糖尿病的书籍、报刊、电视，多听听有关糖尿病的讲座和广播，增加自己对糖尿病的基本知识和糖尿病防治方法的了解；"少吃点儿"就是减少每天的热量摄取，特别是避免大吃大喝、肥甘厚味、吸烟喝酒等；"勤动点儿"就是增加自己的体力活动时间和运动量，保持体形的健美，避免肥胖的发生；"放松点儿"就是力求做到开朗、豁达、乐观、劳逸结合，避免过度紧张劳累。如果一个人能够长期做到这几点，不但糖尿病发病率至少能减少 50%，其并发症也可大大降低。

✦ 如何预防糖尿病性低血糖的发生

　　糖尿病性低血糖症是可以避免发生的，关键在于如何采取防范措施，以有利于糖尿病病情的稳定。主要防范措施如下：

　　（1）合理使用胰岛素和口服降糖药，根据病情变化及时调整药物剂量，尤其是并发肾病、肝病、心脏病、肾功能不全者；

　　（2）善于觉察不自觉低血糖反应，患者于发作前如能少量加餐，常可有效地预防；

　　（3）体力活动增加时应及时加餐或酌情减少胰岛素用量；

　　（4）随时携带病历卡片（注明患者的姓名、地址、病名、用药），以备发生低血糖时供急救参考；

　　（5）患者外出时，随身携带一些食品（如糖果、饼干等），以备急用；

　　（6）有些患者病情不稳定，常发生夜间低血糖，因此要特别注意在晚上睡前加一次餐。若尿糖为阴性，应加主食 50 克；"+"时，加 33 克；"++"时，加 25 克；"+++～++++"时，应加一些含蛋白质多的食物。这样的加餐方法，既可防止餐后引起的高血糖，又可预防低血糖的发生。

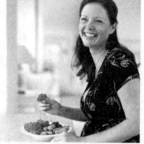

　　为了防止出现低血糖，糖尿病患者应该注

意以下两点：①经常参加医院组织的有关糖尿病教育的活动，不断加强自我监护意识。初次使用胰岛素和口服降糖药的患者，要充分了解所用药物的特性，患者服用前应向医生详细咨询，严格遵医嘱服药。用药后要进食，不做剧烈运动。②了解并学会识别低血糖的症状。一旦出现低血糖反应，病情轻者可立即进食少许糖水、果汁、饼干等，症状就可缓解。病情严重者，在家中经上述处理效果不佳时，应及时去医院，以免贻误病情。

 ## 如何预防糖尿病酮症酸中毒

对于糖尿病酮症和酮症酸中毒应该是防重于治。预防糖尿病酮症酸中毒最根本的办法就是积极治疗糖尿病，随时防止诱发因素的发生，具体措施如下。

（1）积极治疗糖尿病，坚持长期严格控制血糖，不要随意中断胰岛素的治疗，应根据病情随时调整用药剂量。

（2）注意防治多种诱发因素的发生，特别是预防感染，避免精神创伤及过度劳累。既使有发热、厌食、恶心、呕吐时，也不宜中断胰岛素治疗。且应适当补充营养。

（3）严格遵守饮食制度，严禁饮酒，限制肥肉等脂肪食物摄入。

（4）当处于各种应激状态时，如严重感染，急性心肌梗死，外科急重症手术等，口服降糖药物需暂时改用胰岛素治疗，以防酮症酸中毒发生。

（5）坚持正确的治疗原则，规律地运用口服降糖药或注射胰岛素。需要提醒的是，有的糖尿病患者误信某种方法能根治糖尿病而停用胰岛素，结果发生了酮症酸中毒，这种教训必须吸取。

（6）遇到感染、创伤、手术、妊娠和分娩等情况时，要及时就医，在医生指导下精心治疗及护理。

（7）出现糖尿病酮症酸中毒的相关诱因或表现后，要及时到医院诊治，把糖尿病酮症控制在尽可能轻的程度，以免酿成不良后果。

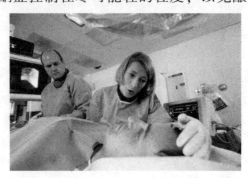

如何预防糖尿病非酮症性高渗性昏迷

糖尿病非酮症性高渗性昏迷对患者的生命构成极大的威胁。预防这种危险的并发症首先要及时发现和正确治疗糖尿病。

（1）早期发现和严格控制糖尿病。糖尿病的发病率可随年龄增高而逐渐增高，特别是 50 岁以上者可达 5% 以上。因此，对老年人或老年前期应加强卫生保健工作，在身体检查中应常规定期检查血糖、尿糖，以便早期发现，及时治疗。

（2）积极防治能引起本症的各种诱发因素，如感染，高热，胃肠道疾病等，尤其是特别注意容易引起严重失水者，以防止发生高渗状态。

（3）慎用能引起血糖升高或失水的多种药物。

（4）老年糖尿病患者要加强自我保健意识，经常进行自我监测，有效治疗糖尿病及糖耐量低减，严格控制血糖。如果有口渴、多饮、多尿加重，或出现消化道症状，如恶心、呕吐等，必须立即就诊，进行正规治疗。

（5）科学安排生活起居，注意体育锻炼和休息，不能劳累，饮食要合理。

（6）要注意多饮水，一定不要限制饮水，防止脱水。注意限制进食含糖饮料。

（7）有了小病一定要及时治疗，预防各种感染、心理应激刺激等。

（8）老年糖尿病患者应不用或慎用脱水和升高血糖的药物，如呋塞米、氢氯噻嗪、苯妥英钠、糖皮质激素、普萘洛尔。在应用脱水治疗包括肾脏透析治疗时，应严密监测血糖、血渗透压和尿量。

 如何防控糖尿病及代谢综合征

对于糖尿病来说，最关键的问题是要控制各种并发症。因此要注意以下三点。第一，控制血糖。降糖是控制糖尿病及其并发症的第一要素。第二，调整血压和血脂。并非所有的并发症都是由高血糖引起的，有一些并发症与高血压和血脂异常有密不可分的关联。第三，全面防控。特别是在微血管和大血管方面，在病发前就要进行干预治疗，绝不能谈病色变。其实，无论是糖尿病还是代谢综合征都可以通过合理的饮食和运动预防延缓，通过生活方式的干预、加强运动、调整心态等有效活动，都能达到良好的治疗效果。

代谢综合征既然有共同的致病因素，也就有着共同的防治策略，预防一个，也就能预防一系列疾病。肥胖是引起胰岛素抵抗的重要危险因素，因此预防肥胖也就意味着预防了代谢综合征，减肥也就成为预防和治疗糖尿病、高血压、冠心病等现代疾病极为重要的环节。而预防代谢综合征的核心主要是形成并保持科学的生活方式，药物治疗只能起到辅助作用。

预防代谢综合征的原则是坚持一、二、三、四、五六、七八。即一个信念：与肥胖决裂；二个要素：不多吃一口，不少走一步；三个不沾：不吸烟，不酗酒，不熬夜；四个检查：定期检测血压、血糖、血脂、血黏度；五六个月：减肥不求速成，每月减 1~2 千克即可，五六个月后就很见成效；七八分饱：饮食上要"总量控制、结构调整、吃序颠倒"，即每餐只吃七八分饱，以素食为主，营养均衡，进餐时先吃青菜，快饱时再吃些主食、肉类。控制饮食之外还要补充一些不饱和脂肪酸、卵磷脂以及维生素 E、维生素 C 等多种营养素，以弥补日常膳食中的摄入不足。

✦ 糖尿病并发高血压患者如何调养

糖尿病并发高血压的患者应从下述几方面进行调养。

限制饮酒 每日饮酒的乙醇含量不能超过 30 毫升。

减肥 控制每天饮食的总热量，保持体重不超过理想体重的 15%~20%。

限制食盐 老年人、高血压患者和糖尿病患者对盐敏感。高血压患者每天钠盐的摄入量由每天 10.5 克降低到 4.7~5.8 克，可使收缩压平均降低 4~6 毫米汞柱。因此每天食盐量应少于 6 克。

戒烟 吸烟可加重高血压并可诱发高血压并发症，如冠心病、脑出血、心脏猝死等。

适度运动 适当的体育运动，如散步、打太极拳、游泳、练气功等。

调节情绪 避免情绪波动，保持心情舒畅，避免过分的忧愁和思虑。

复合饮食 素食者血压低于肉食者，素食可以降低患者的血压。对照饮食试验表明，这些作用取决于水果、蔬菜、纤维素和不饱和脂肪酸的联合摄入，而不取决于有无肉类蛋白质。在糖尿病饮食疗法基础上应多食蔬菜，适量水果，低脂奶制品。食物中高钾可降血压，使降压药效果更好。杏、香蕉、葡萄、柑橘、芒果、西瓜、桃、菠萝、樱桃等水果含钾量很高，糖尿病患者在血糖控制良好时可适当食用。

定时排便 高血压患者容易在排便过程中血压升高，诱发急性左心衰竭、心肌梗死和脑血管病。所以要养成良好的排便卫生习惯，做到晚上睡觉之前和早晨起床之后，按时排便，养成定时排便的良好习惯。

保证睡眠 高血压患者如果没有优质的睡眠，则无法保持血压的稳定，并会严重影响疾病的预后，应该予以高度重视。

 ## 糖尿病患者如何预防高血压

- 患者要学会自我调节情绪，保持良好的心态，因为精神刺激等不良情绪会造成血压的升高，使病情反复，不易控制。
- 糖尿病患者在日常生活中要进行饮食控制，当并发有高血压时要限制盐的摄入量，每日小于 6 克，肥胖及超重的患者要限制热量的摄入和戒烟戒酒。

- 保持经常性的适量的体育活动，保持理想体重及合理的生活起居习惯。
- 常规控制糖尿病，使血糖在正常或接近正常范围，以利于体内三大营养素的代谢。
- 定期测量血压，有助于早期发现、早期治疗高血压，防止并发症的出现。
- 适当休息，消除不良情绪，戒酒、烟等不良嗜好。
- 合理安排生活，饮食宜清淡，少油盐，多吃蔬菜、豆制品。
- 肥胖型糖尿病患者要控制每日总热量摄入。

 ## 糖尿病并发血脂异常应如何养生

为了避免心脑血管病的发生，糖尿病患者除了血糖控制良好外，血脂异常的治疗也是不容忽视的。糖尿病患者发现血脂异常后，应在积极治疗糖尿病，将血糖控制在正常范围的同时，开始使用调脂药物。饮食治疗、运动疗法、药物治疗是调脂的基础。

饮食治疗十分重要。脂肪的质和量可以直接影响血脂水平。每日摄取脂肪 50~60 克为宜，胆固醇每日摄入量应控制在 300 毫克以下。一般应以多不饱和脂肪酸为主，限制饱和脂肪酸摄入。各种植物油类，如花生油、豆油、菜籽油等均含有丰富的多不饱和脂肪酸，而动物油类，如猪油、羊油、牛油则主要含饱和脂肪酸。食物的胆固醇全部来自动物油食品、蛋黄、动物内脏、鱼子和脑等，含胆固醇较高，应忌用或少用。平日应选择那些含胆固醇较低而蛋白质较高的动物性食物，如鱼、禽、瘦肉等，使动物蛋白占每日摄入蛋白质总量的 20% 左右。

增加运动，减轻体重也是有效的办法。运动和体力活动可使胆固醇、甘油三酯、低密度脂蛋白和极低密度脂蛋白有适度降低。同时，运动在促进机体代谢、增加侧支循环、改善心脏功能等方面均有良好的作用。但有些患者（如冠心病心绞痛和陈旧性心肌梗死）的运动强度及运动时间应在医生的指导下进行。这些患者的运动强度应达到个体最大心率的 79%~85%，大约为"170-年龄"。比如 70 岁的老人，运动中的心率大约为 100 次/分，即 170-70=100 次/分。运动以有氧代谢运动为宜，如步行、慢跑、游泳、跳绳、骑自行车等。运动持续时间在达到上述心率后可维持 20~30 分钟。运动开始前 5~10 分钟做预备动作，使心率缓慢升至适应范围，运动后也应有 5~10 分钟的减速期，使血液逐渐从四肢返回心脏。每周至少运动 5 天。

吸烟者血清甘油三酯水平通常比不吸烟者高 10%~15%。研究表明，停止吸烟，冠心病危险程度迅速下降，戒烟一年危险度可降低 50%，甚至与不吸烟者相似，且血清高密度脂蛋白可恢复至不吸烟水平。另外，如果您是被动吸烟者，也要劝家人戒烟，因为被动吸烟，血甘油三酯也有升高，高密度脂蛋白下降。

在饮食与运动的基础上，血脂水平仍高者，需考虑药物治疗（见后文介绍）。

 小 贴 士

肥胖已被公认为 2 型糖尿病发展过程中最重要的、可以改变的风险因素，体重指数（BMI）与糖尿病患病率呈正相关。因此，积极减肥可使糖尿病患者获得很大益处：①适度地减轻 5%~10%体重，就可以改善血糖控制、减少甚至不需要使用降糖药物；②减轻体重也能改善糖尿病其他影响因素，如高血压和血脂异常。一项老年糖尿病患者回顾性研究表明，每减轻体重 1 千克，就可能延长 3~4 个月的寿命。

✦ 如何预防和延缓糖尿病性心脏病的发生和发展

预防糖尿病性心脏病的总原则如下。

● 糖尿病患者首先应该积极配合医生使用合适的降糖药物控制血糖，使其维持或接近正常水平。

● 患有高血压或血脂异常的患者要同时进行降压和调脂治疗。

● 应注意保持健康的生活方式，做到合理配餐，控制总热量摄入，少食多餐，饮食宜清淡，戒烟戒酒，保持良好的心态。

● 为改善心脏冠状动脉供血状况，可适当服用扩张冠状动脉的药物。

● 为防止体位性低血压的发生，起立和躺下都应缓慢。糖尿病患者要了解自己心脏的功能情况，制定适合于自己的活动量，对超过能力范围的活动应当避免。

● 应定期到医院检测血压、心电图、心脏超声、血脂、血糖和糖化血红蛋白等指标。若出现明显心律不规则、血压降低、恶心呕吐、疲乏和其他异常的症状和体征，都应引起重视，需到医院作进一步检查，以避免心血管急症的漏诊。

总之，应该警惕糖尿病对心脏的危害，只要患者和医生重视这一点，并采取积极的措施，糖尿病性心脏病是可以预防和治疗的。

✦ 糖尿病并发心血管病变的护理要点有哪些

加强饮食管理　糖尿病最基本的治疗是饮食控制，合理的饮食控制可使饱和脂肪酸摄入减少，不饱和脂肪酸增加，高纤维饮食可软化大便，减少便秘。

运动量　心肌梗死发生后要卧床 1~2 周；已稳定的劳累性心绞痛患者可适当运动。在运动指导中，要求运动量因人而异，以不出现临床症状或运动后无心电图缺血性改变为度。

密切观察病情　除了解一般情况外，要严格监测血压、心电图，及时发现病情变化并积极处理。

防止低血糖的发生　降糖药物使用过多或进食过少，运动量增加可能出现低血糖。故应严密观察神志、情绪变化及皮肤湿度。低血糖与冠心病现象的区别在于，低血糖患者的心慌伴有出汗、饥饿感。糖尿病患者一旦发生低血糖，就会引起大血管的痉挛，从而加重冠心病的症状，所以糖尿病患者一定要注意避免低血糖现象的发生。

心理护理　有针对性地加强心理护理。

出院交待　告知患者，注意劳逸结合，控制诱发因素。

按时服药，随身常备冠状动脉扩张药物。定期复查。当病情突然变化时应采取简易的应急措施等。

✦ 如何预防糖尿病性心血管病

注意饮食，控制体重 不要超食，控制胆固醇、脂肪和糖分的摄取量。多吃含有大量水果和蔬菜的均衡饮食。通过适当的饮食和运动来除去多余的脂肪，减轻心脏负担。

适当运动 适当运动不仅可以让生活更充满活力，而且可以减轻体重，改善心功能。建议生活中多走动，但运动量一定要适中，过量运动反而会增加心脏负荷。

在医生指导下使用胰岛素 胰岛素能有效地控制糖尿病，间接地防止或延缓血管硬化。所以如有必要应适当地使用胰岛素。

减轻精神压力 寻求各种途径来调解生活上的压力。可以通过培养嗜好或运动来松懈日常生活中的紧张情绪。

控制高血压、高胆固醇和糖尿病 定时检查身体并遵照医生的指示去做。

戒烟 不吸烟者不要开始吸烟，吸烟者现在就开始戒烟。

✦ 如何预防糖尿病性脑血管病

对糖尿病患者来说，并不只是要求将血糖降至正常范围，合并高血压的患者将血压维持在正常范围内，还必须使血液流变学指标、微循环、血小板功能、脑循环动力学指标、低密度脂蛋白等均保持在正常范围内，才能有效预防糖尿病患者的脑血管意外。

● 积极控制糖代谢紊乱。糖尿病患者发生脑动脉硬化较非糖尿病患者高出一倍，且发生于较年轻的时期，与糖尿病的病程和血糖控制不良密切相关。有报道病程在 5 年以下的糖尿病患者，脑动脉硬化发生率为 31%，5 年以上者为 70%。因此，积极控制糖代谢紊乱是减少脑血管病的重要条件。特别是年龄大的糖尿病患者，更要重视血糖的监测和将血糖控制在理想范围内，以有效降低糖尿病并发脑血管病的风险。

●不仅要关注血糖的监测及控制，还要注意监测血脂、血压，并加以治疗与控制。同时，肥胖患者还应控制体重的增长，通过饮食和运动锻炼，促进体重下降或避免体重继续增长，以消除糖尿病并发脑血管病的其他高危因素，将代谢综合征的负面影响降到最低限度。

●戒烟、戒酒、控制体重，避免肥胖。

●对平日出现的头昏、头晕和肌无力等现象不可小觑，应及时去医院检查。因为糖尿病并发脑血管病的早期类型多以腔隙性脑梗死为主，如果没有早期发现和处理，就有可能进一步发展成为多发性脑梗死或出现典型的脑血管病发作。

●注意生活方式的调理，保证足够的休息和睡眠。做到劳逸结合，避免过度劳累和情绪激动，禁止饮酒与吸烟，参加适宜的运动，保持心理稳定等，以减少并发脑血管病的诱因和促发因素。

●若患者突然出现眩晕、半身肢体麻木，活动无力、语言不利，以及精神恍惚、意识不清等情况时，应及时虑及糖尿病并发脑血管病的可能性，立即送患者住院治疗，以便早发现，早救治，降低致残率和致死率。

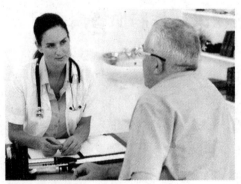

✦ 如何护理糖尿病神经病变

糖尿病患者并发神经病变时，护理至为重要。

有剧烈疼痛者，除应用止痛剂外，还可进行局部按摩及理疗，改善血液循环，保护皮肤，防止烫伤及溃疡的发生。一旦发生，应按时换药，注意无菌操作，防止发生感染。

有膀胱功能障碍者，除用药物及针灸治疗外，还应帮助患者按压下腹部，使膀胱残余尿尽量排出，必要时应留置导尿管。

有颅神经损害者，应根据不同的脑神经病变，采取不同的护理。如有面神经损害，眼不闭合时，应注意保护眼，除用抗生素眼药膏涂眼外，要戴眼罩，以防止暴露性角膜炎；有第Ⅳ、Ⅹ对脑神经损害出现进食困难者，应鼻饲流质饮食，维持营养，防止吸入性肺炎的发生；有下肢活动受限者，应将下肢放于功能位置，避免发生足下垂。

 ## 如何预防糖尿病神经病变

糖尿病神经病变在糖尿病患者中的发病率高达 90%，后期时难以缓解的疼痛、肢端麻木、感觉迟钝、易于发生外伤、伤口经久不愈甚至感染、坏疽等，给患者带来极大的痛苦。而且目前治疗糖尿病神经病变还没有特效药，因此预防糖尿病神经病变尤为重要。和所有糖尿病慢性并发症一样，糖尿病神经病变最重要的预防及治疗措施是严格控制饮食，适当运动，合理应用降糖药物，纠正高血糖、高血压和高血脂。戒烟对糖尿病神经病变的预防也十分重要。

如果有感觉神经受损伤时，特别是感觉功能减退甚至丧失时，应特别注意。当要洗澡、洗脚时，最好让家人先试一下水温，确定水温适宜再用水，以免水温过高而烫伤。若生活在严寒地区，冬天要注意保暖，尤其是双手双脚，因对冷和疼的感觉减退会导致四肢冻伤而无察觉。每天睡觉前仔细检查身体的每一个部位，尤其是四肢，若有损伤或感染，应及时处理，不要延误。清晨起床时，检查鞋子，确认鞋内没有异物后再穿，不要穿拖鞋、高跟鞋，而要穿鞋底松软的鞋子。

若是从事较易受到伤害的工作，如炼钢、翻砂或焊接等工种时，更要注意自我保护，以免受到伤害而无知觉。对疼痛敏感的患者可穿紧身衣，紧身裤袜，以减轻磨擦的疼痛，而且对体位性低血压的防治有一定作用。

对有植物神经病变的患者来说，平时应注意以下方面：对胃张力下降者，应少量多次进餐，并配合应用胃动力药物治疗，如胃复安、吗丁啉或西沙比利等；对顽固性腹泻者，可用次碳酸铋、复方苯乙哌啶、易蒙停等止泻药；对膀胱尿潴留者，可采用耻骨上按摩，每天3~4次，较重患者可用氨甲酰胆碱0.25毫克皮下注射，必要时留置导尿（保留导尿管）；对体位性低血压者，应注意在起床或站立时要动作缓慢，避免猛起身、猛站立。

✦ 如何预防糖尿病肾病

糖尿病肾病是糖尿病微血管并发症之一，是成人慢性肾功能衰竭最重要的一个因素。在西方发达国家，糖尿病肾病是导致终末期肾功能衰竭的重要病因，有25%~30%的透析患者为糖尿病肾病，而且其发生率日益增多。糖尿病肾病有一漫长的隐匿期，易于疏忽。如2型糖尿病，出现糖尿病肾病的时间约为10年，由于几乎没有症状，常被忽视，有很大的"欺骗性"，故称为隐匿期。这时若检测尿微量蛋白，常可早期发现。值得一提的是，常规尿蛋白质检测在这一阶段尚不能发现。尿常规能检查出蛋白质，此时多为糖尿病肾病中期，开始可为间歇期，于劳累或病情控制不好时出现，以后逐渐演变为持续性蛋白尿，最终将进入尿毒症期。糖尿病肾病一旦形成，目前尚无有效的防止办法，治疗十分困难。因此对糖尿病肾病重在早期预防、早期诊断和治疗。将尿微量白蛋白的测定作为长期常规检测项目，每1~3个月检测1次。即使尿微量蛋白阴性亦应积极预防，以获得早期治疗。

● 低蛋白饮食是治疗糖尿病肾病的重要措施。许多患者认为蛋白质从尿中丢失，想通过增加饮食中蛋白质含量来弥补，结果反而增加肾脏负担，加速肾功能恶化。糖尿病患者必须记住：用优质蛋白质（动物蛋白）代替植物蛋白是一项有益的方法，坚持蛋白少而精，既可减轻肾脏负担，又不使体内蛋白过少，是较佳的选择。

● 高血压是加速肾功能恶化进程的重要因素，应尽早积极对症处理。建议每周至少测量血压 1 次。坚持低盐饮食有利于血压的控制。降压药宜选用既能扩张血管，又有助于改善肾功能的药物，如卡托普利。

● 持久平稳和有效地控制血糖必不可少。加强血糖监测，尽量使用对肾脏无毒和无不良反应的降糖药物，如格列喹酮。由于胰岛素在体内灭活时间延长，因此使用胰岛素的剂量应适当减少。

● 避免使用一切对肾脏有影响的药物，并积极预防泌尿系感染，改善生活习惯，戒烟酒，妥善保护肾脏。

 ## 如何做好足部保健预防糖尿病足

● 穿温暖舒适的鞋。鞋子合适对糖尿病患者非常重要，要穿软皮、棉或莱卡面料的平底鞋，样式要宽松，让脚趾舒服地伸展。

● 穿鞋前检查鞋内有无异物。有异物的清除异物，鞋里内衬最好是整块皮或棉布。

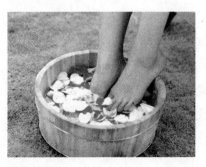

● 穿棉袜，每天更换袜子。棉、羊毛等天然材料的袜子比较透气，有助于排汗；另外袜口不要太紧，以免影响脚的血液供应。

● 每天晚上用温水（不超过 38℃）泡脚 10~15 分钟。

● 洗脚后涂抹润肤霜或膏。用护手霜、蚌油、甘油或医院配制的尿素酯，每天洗脚后均匀地涂抹在脚背、脚底、脚后跟，但不要抹在趾缝间，保持趾缝干燥。

● 睡前按摩双脚。用右手手心搓左脚脚心，左手手心搓右脚脚心，反复按摩各100下左右，直至脚心发热。

● 每天检查足部情况，对任何很小的损伤都应十分重视。如果发现水泡、皮裂、足癣、甲沟炎，应及时处理和治疗。皮肤变红、生疮、疼痛、肿胀均应到医院就诊。皮肤小的裂口如不及时治疗，就会形成溃疡或坏疽。禁用刺激性消毒药水，如碘酒等。

● 坚持有规律的运动。饭后1小时可快走或慢跑半小时，以加速血液循环，改善足部血液供应，促进双足皮肤营养。

● 绝对禁止吸烟，因吸烟可造成血管痉挛而加重缺血，所有糖尿病患者必须戒烟；同时应避免被动吸烟，即家庭成员也要忌烟。

● 每年至少一次专科检查。可及时发现糖尿病神经或血管并发症等危险因素，早期诊治，将糖尿病足病消灭在萌芽之中。

对糖尿病患者眼的保护有哪些具体方法

提高对本病的认识　①在糖尿病患者中，眼部并发症是常见的，它可严重地影响视力，且在视力正常时有可能已经发生了并发症；②对眼部并发症的早期发现及合理治疗可以大大减少因糖尿病眼部并发症所引起的失明。

进行全面的眼部检查　糖尿病患者有下列情况时必须进行全面的眼部检查：①若年龄在10~30岁，应在确诊为糖尿病后第5年进行检查；②若年龄大于30岁，则应该在确诊糖尿病时就开始检查。初次的眼部检查及病史询问应包括：视力改变的病史；测视力及眼压；虹膜检查；散瞳后的眼底检查。

定期进行眼部复查　　糖尿病患者在初次眼部检查以后应每年复查1次，若已有视网膜病变者，应每年复查数次，无视网膜病变者可以间隔稍长一些时间复查。

妇女计划受孕前先查眼底　　任何糖尿病妇女，特别是1型糖尿病患者，计划怀孕以前的12个月内应到医院检查眼底。另外，已确诊糖尿病者，最好在确定怀孕时立即进行眼底检查，以后按医嘱定期复查。

如有下列情况应立即请眼科医生会诊　　①不能解释的眼部症状；②戴眼镜后视力减退；③眼压增高；④发现有虹膜或视网膜病变；⑤其他眼科病变可能危及视力时。

 ## 如何防治糖尿病肠道并发症

糖尿病肠病包括小肠和大肠并发症。

糖尿病的小肠并发症，常为频繁的腹泻。这种腹泻常在餐后或夜间以间歇性水样便为特点，一般不伴体重减少或脱水，可并发口疮和腹部疾病。引起腹泻的原因有：①由神经病变引起小肠排空减慢，食糜滞留，细菌繁殖，后者使肠内分解脂肪的化学物质受到抑制从而引起腹泻，可用抗生素治疗；②神经病变引起肠液分泌过多，可用可乐宁治疗，有时用胃复安，因为它能使小肠肌肉反应增快，缩短食物在肠内停留的时间。

糖尿病的大肠并发症，常为便秘。便秘在糖尿病患者中最为多见，约20%的糖尿病患者有便秘。主要原因是由于高血糖使体内缺水，因大肠水分太少而引起便结，大便困难。另一方面是支配大肠的自主神经病变，引起大肠排空减慢而便秘。做到以下几点有助于改善便秘：①养成有规律的正确饮食习惯；②适当地休息和运动；③避免滥用泻剂，应在医生指导下使用番泻叶、通泰胶囊或便秘舒等进行治疗。

如何防治糖尿病胆囊、胰腺并发症

糖尿病患者的胆囊多数增大，神经功能障碍，胆囊收缩功能不良，故称糖尿病性神经源胆囊。糖尿病患者由于代谢紊乱及神经病变，引起胆囊收缩功能差，胆汁滞留及排泄障碍，因此并发胆石症的机会比正常人多，且易发生胆囊炎。这类患者的胆囊增大，收缩功能低下，又由于神经功能障碍，痛觉下降，胆囊发生感染及穿孔时，常无明显症状。一旦感染严重时，死亡率较高，应予足够的重视。手术治疗需在血糖控制后，如伴感染需用抗生素治疗。

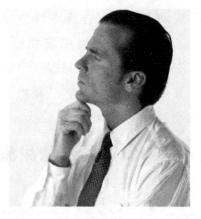

由于支配胰腺的神经病变，使胰酶分泌减少，进而影响食物的消化吸收，甚至营养不良和体重减轻。可口服一定量的胰酶制剂来补充不足，并要严格防止因过度饮酒而导致胰腺炎。

糖尿病并发皮肤感染的康复治疗措施有哪些

糖尿病患者因代谢紊乱，对外界的抵抗力降低，极易并发皮肤感染，且后果严重。其康复治疗非常重要，主要包括以下几个方面。

生活衣着　瘙痒处应避免过度搔抓、摩擦、热水烫等方式止痒，不用碱性强的肥皂洗浴。内衣应柔软宽松，以棉织品为好。羽绒、尼龙及毛织品衣服最好不要贴身穿。阴痒患者应保持局部清洁卫生，切忌搔抓，以免引起感染。不滥用强刺激性的外涂药物。如因风寒或暑热而致者，应调适寒温，避免暑热及寒冷刺激。

饮食调理　本病与饮食的关系非常密切，如鱼、虾、蟹、蚌类动物蛋白食品和胡椒、芥末、辣椒等刺激性调味品往往是本病发生感染的主要诱因，故应少食此类食品。饮食宜清淡，多吃素食。瘙痒影响睡眠者，可选用镇静安神的食品，如莲子、百合、枣仁、牡蛎等。

情志调养 皮肤瘙痒日久不愈，严重者可影响睡眠和日常生活，导致自主神经功能紊乱，使患者烦躁不安。不良的情志刺激会成为皮肤瘙痒的诱发或促进因素，如此恶性循环，使病情加剧。平时应尽可能保持情绪稳定，可选择琴、棋、书、画、垂钓、音乐等，调养情志，力求精神振作，切忌忧思恼怒。

为何说对于糖尿病并发感染重在预防

糖尿病并发感染是很可怕的，关键是预防。患者要有自我保护意识，避免某些感染的发生。常洗澡，注意外阴和足部的清洁，避免皮肤损伤，是预防感染非常有效的措施。

●糖尿病患者抵抗力差，而且由于足部神经及血管病变，很容易因小伤引起大祸，所以应抱着小题大做的态度来对待足上的水泡及小伤。一旦发现小伤口，需立即到医院看病，争取及早得到有效治疗。切勿自行处理。

●糖尿病患者在病情控制不好时很容易发生上呼吸道感染，而且每次持续时间都很长，糖尿病的病情也会因此而加重，所以，积极预防感冒对于稳定糖尿病十分重要。定期给糖尿病患者注射流感疫苗、肺炎疫苗也应列入预防感染内容。

●为了防止感染，糖尿病患者要定期去医院检查肺、胆、肾、膀胱、肠胃等。对皮肤要格外注意保护，勤洗澡，保持皮肤清洁，避免破伤。还要注意饮食结构的合理搭配，以及饮食卫生，有效防止胃肠道的感染。糖尿病患者日常生活要小心谨慎，摆脱机体各种感染是确保病情稳定的基本保障。

无论哪一型糖尿病患者，如遇感染，尤其是感染较重时，都应毫不犹豫地使用胰岛素，此乃控制感染的关键。

✦ 糖尿病患者如何进行口腔护理

糖尿病患者好发龋齿、牙周炎等疾病，故口腔护理极为重要。口腔护理的目的是：保持口腔的清洁、湿润，使患者舒适，预防口腔感染等并发症；防止口臭、口垢，保持口腔正常功能；观察口腔黏膜和舌苔的变化，以及特殊的口腔气味，提供病情的动态信息。

可根据不同病情选用：

● 1%~3%过氧化氢溶液（有防腐防臭作用）漱口；

● 2%~3%硼酸溶液（可改变细菌的酸碱平衡，起抑菌作用）漱口；

● 1%~4%碳酸氢钠溶液（对适应在酸性环境下生长的细菌和霉菌有抑菌作用）漱口；

● 0.1%醋酸溶液（用于铜绿假单胞菌感染等）漱口；

● 0.02%呋喃西林溶液（有广谱抗菌作用，对革兰阳性菌和阴性菌均有效）漱口。

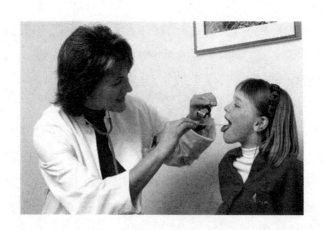

糖尿病性口腔疾病如何自我保健

老年人得了糖尿病以后，唾液中的糖分增加了，这样就会有利于细菌生长，唾液中钙的含量增高，易形成结石，造成局部刺激及巨噬细胞功能抑制，口腔干燥，使细菌的繁殖加快并引起感染。另外，糖尿病患者的血管病变，使组织代谢结构也发生改变，容易导致牙周病、龋齿增加。牙周病使牙齿的支持组织齿槽骨的骨质逐渐吸收消失，造成牙齿松动脱落。就像一棵根部没有泥土培植的树木，它再完美，也难以挺立。因而老年人发觉牙齿近期坏得快，可到医院检查是否得了糖尿病。

淀粉及脂肪能像糖果一样对牙齿有损。唾液中的酶可将淀粉转化为糖，而脂肪能使食物黏附于牙齿上，所以糖、蜜、油制成的糕点少食为佳，以免有损于牙齿。再者用力咀嚼坚硬的冰糖块或咀嚼不易咀嚼之物可使牙齿受到磨损，必须注意避免。老人如患有牙齿敏感症，应少食或不食过硬、过冷、过热、过酸或过甜的食物，不妨常吃些大蒜、核桃之类的食物，或咀嚼泡过的茶叶。

糖尿病患者如何预防泌尿系感染

● 积极治疗糖尿病，保持血糖接近正常水平，尿糖转为阴性或微量，使泌尿系变为不利于细菌生长的环境，这是预防泌尿系感染的主要手段。

● 当尿检 pH 值偏低，尿液呈酸性时，也适于细菌生长。这时可饮用矿泉水或口服碱性药物如碳酸氢钠。

● 糖尿病患者要特别注意外阴局部卫生。

● 适当增加饮水量以冲洗泌尿系。有尿时及时排空，不给细菌的入侵、寄生、繁殖提供可乘之机。

● 糖尿病容易并发神经源性膀胱，导致尿潴留，这也是泌尿系感染发生的诱因。对此应予以重视及治疗。

● 糖尿病妇女由于其解剖位置及生理上的特殊性，更易反复发生泌尿系感染。为防治泌尿系感染的发生，可采取以下措施：①严格控制血糖；②加强体育锻炼；③多喝水；④注意个人卫生；⑤经期要用高压消毒卫生纸，勤更换；⑥洗澡要有专用毛巾、肥皂、拖鞋并洗淋浴；⑦大便前后洗手。

✦ 如何防治糖尿病并发真菌感染

手足癣 根据皮损的特点选药。①水疱型：5%水杨酸酒精、克霉唑药水外涂，早、晚各 1 次。②糜烂浸渍型：无渗液者用足粉（水杨酸 5 克，单纯扑粉加到 100 克）。渗液多或继发感染者，用 1:5000 高锰酸钾溶液浸泡、0.1%雷夫诺尔液湿敷，待干燥后再用 1%克霉唑霜外涂。③鳞屑角化型：新脚气灵软膏、5%水杨酸软膏、达克宁等涂搽，1 日 2 次。

甲癣 西医治疗措施有：30%冰醋酸外涂，每日 1 次，持续 3~6 个月以上。涂药前先贴剥甲硬膏、甲净片，并将病甲刮薄，使药液易渗入甲下。涂药时要保护好周围皮肤；10%冰醋酸液浸泡有病甲的手指脚趾，1 日 1 次，1 次 10 分钟，持续 3~6 个月以上；单个甲癣可拔甲，拔甲后继续外涂抗真菌药物，以防复发。

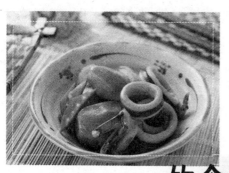
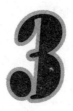

饮食防治糖尿病并发症

 ## 什么是食物的血糖生成指数（GI）

血糖生成指数（GI）是衡量食物引起餐后血糖反应的一项有效指标，它是指含 50 克碳水化合物的食物与相当量的葡萄糖或白面包在一定时间内（一般为 2 小时）在体内血糖反应水平的百分比值，反映了食物与葡萄糖相比升高血糖的速度和能力。通常把葡萄糖的血糖生成指数定为 100，血糖生成指数越低，血糖升高越趋缓和，葡萄糖在人体内扩散的速度越缓慢，反之亦然。

一般而言，GI>70 的食物为高血糖生成指数食物，它们进入胃肠后消化快，吸收率高，迅速吸收进入血液，血糖峰值高，但下降速度也快；GI<55 的食物为低血糖生成指数食物，它们在胃肠中停留时间长，吸收率低，吸收进入血液后峰值低，下降速度较慢，引起餐后血糖反应较小。

其实任何种类的食品都有低 GI 或高 GI 的不同品种，主要的区别在于食物中碳水化合物的含量、化学成分以及受食物的加工制作过程的影响等。

首先，在食物的烹调加工过程中会对血糖生成指数产生影响。如淀粉糊化程度，煮粥时间越长，淀粉变得越容易消化，即 GI 越高，对血糖影响越大；又如颗粒大小，食物颗粒越小，越容易被水解吸收，其 GI 也越高，故食物不宜太精细。

其次，食物的成分也会对血糖有影响。如豆类食品难消化，GI低；面粉易消化，故 GI 高。

✦ 如何自制低 GI 食物

● **"粗" 粮不要细做**　从食物 GI 的概念出发，控制粮食碾磨的精细程度非常关键。以面包为例，白面包的 GI 为 70，但掺入 75%~80%大麦粒的面包为 34，所以，提倡用粗粉或带碎谷粒制成的面包。

● **简单就好**　在厨房要"懒"点，蔬菜能不切就不切，豆类能整粒吃就不要磨。一般薯类、蔬菜等不要切得太小或成泥状。宁愿多嚼几下，肠道多运动，对血糖控制有利。

● **多吃膳食纤维**　可溶性膳食纤维有许多种，日常可直接买到的有魔芋。另外，多选用天然膳食纤维丰富的蔬菜，如芹菜、竹笋等。木耳、菇类也是较好的来源。

● **增加主食中的蛋白质**　如一般的小麦面条 GI 为 81.6，加鸡蛋的小麦扁面条为 55。饺子是北方常用食物，蛋白质、纤维都高，也是低 GI 食品。

● **急火煮，少加水**　食物的软硬、生熟、稀稠、颗粒大小对食物GI 都有影响。因此，除非营养治疗的特殊需要外，谷类煮熟必需经过长时间高温。因为加工时间越长，温度越高，水分越多，糊化就越好，食物的 GI 也越高。

● **吃点醋**　食物经发酵后产生酸性物质，可使整个膳食的 GI 降低。在副食中加醋或柠檬汁是简便易行的方法。

● **高低搭配**　高 GI 食物、中 GI 食物与低 GI 的食物一起，可以制作一个中 GI 膳食，而高与高在一起当然就只能是高了。

✦ 食物的血糖生成指数（一）

食品种类	GI(%)	食品种类	GI(%)
猪肉炖粉条	16.7	含有水果干的小麦面包	47.0
饺子(三鲜)	28.0	50%~80%碎小麦粒面包	52.0
米饭+鱼	37.0	80%燕麦粒面包	45.0
包子(芹菜猪肉)	39.1	黑麦粉面包	65.0
饼+鸡蛋炒木耳	52.2	麦麸	19.0
牛肉面	88.6	玉米片	73.0
大麦粒(煮)	25.0	玉米糁粥	51.8
黑麦粒(煮)	34.0	小米粥	61.5
荞麦面馒头	66.7	蒸粗麦粉	65.0
甜玉米	55.0	油条	74.9
玉米粉(煮)	68.0	烙饼	79.6
黑米	42.3	馒头	88.1
即食大米(煮 1 分钟)	46.0	绿豆	30.0
小米(煮)	71.0	粉丝汤	31.6
糙米(煮)	87.0	黄豆挂面	66.6
面条(一般的小麦面条)	81.6	小麦饼干	70.0
50%大麦粒面包	46.0	苏打饼干	72.0
粗面粉面包	64.0	米饼	82.0

食物的血糖生成指数 (二)

食品种类	GI(%)	食品种类	GI(%)
大豆	18.0	樱桃	22.0
五香蚕豆	16.9	李子	42.0
扁豆	18.5	柚子	25.0
冻豆腐	22.3	鲜桃	28.0
豆腐干	23.7	香蕉	30.0
四季豆	27.0	梨	36.0
土豆粉条	13.6	苹果	36.0
煮土豆	56.0	柑橘	43.0
油炸土豆片	60.3	葡萄	43.0
魔芋	17.0	淡黄色无核小葡萄	56.0
藕粉	32.6	猕猴桃	52.0
胡萝卜	71.0	菠萝	66.0
煮红薯	76.7	花生	14.0
酸奶	83.0	巧克力	49.0
全脂牛奶	27.0	南瓜	75.0
桔子汁	57.0	可乐	40.3
胶质软糖	80.0	蜂蜜	73.0
白糖	81.8	冰激凌	61.0

糖尿病性脑血管病的食疗验方

一般情况下，糖尿病性脑血管病患者的饮食均为每日 3 餐。若患者咀嚼功能较差，消化能力低，最好少食多餐。合理、科学地安排进餐次数，可促进疾病的康复。提倡"早吃好、中吃饱、晚吃少"的原则，每餐进食宜缓慢，以微饱即可，每日主食量 300 克，切忌暴饮暴食或偏食。多吃蔬菜，少吃动物脂肪，食物制作宜细、烂、软，减轻咀嚼困难。提倡高蛋白饮食，预防因长期低蛋白血症造成的记忆力减退。属于阳虚或寒证的患者，禁用生冷、寒凉食物；属于阴虚或热证的患者，禁用辛辣燥热的食物。为避免疾病复发，应注意多吃些降脂降压、降胆固醇的食物。

葛根粉粥

葛根 30 克，大米 60 克。将葛根洗净切片，加水磨成浆，取淀粉晒干备用。将大米淘净，放入铝锅内，加水适量，用大火烧沸，再用小火熬煮至半熟，加入葛根粉，熬煮成粥。

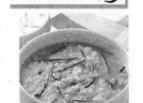

生地黑木耳粥

生地黄 15 克，黑木耳 5 克，大米 100 克。将生地黄切片加水煮汁，经过滤留汁待用。将黑木耳放入温水泡发，去蒂除杂质，将黑木耳撕成瓣，放入锅内。大米洗净，一并放入锅中，加水适量，小火煮至粥熟时，加入生地黄汁，搅匀即成。

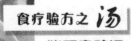

猪腰安眩汤

猪腰 2 个（约 200 克），海带 30 克，油盐酌量。将猪腰洗净切块，隔水蒸熟后用盐腌好。海带洗净后切丝，与猪腰一起放进盛水的煲中，煮约 1 小时，调味后便可食用。此汤具有补肾荣发，熄风定眩之功。适用于糖尿病并发脑血管病致肾精亏虚而脱发、断发、头晕、耳鸣等病症。

治疗糖尿病性高血压有哪些食疗方

糖尿病性高血压者在坚持糖尿病饮食治疗黄金法则的同时，应进一步限制盐的摄入。正常人每天维持正常的生理功能，仅需要 0.5~2 克盐就足够了，可是没有了盐，一些菜肴就显得淡而无味。有两种替代办法。一是用部分含钾盐代替含钠盐。但是含钾盐仅能代替一部分钠盐，总用量仍需要限制。而且由于高血压患者很容易出现钾代谢的紊乱，在应用之前应请教医生是否适用。所以，应尽量让自己去适应少盐的口味。二是用葱、姜、蒜等调味品烹调，在一定程度上改善少盐的口味。控制总热量以纠正体重超重。控制膳食脂肪，将食物脂肪的热能比限制在 25%~30%。平时宜选用植物油、低饱和脂肪酸、低胆固醇的食物。多吃富含维生素 C 的新鲜蔬菜，保证摄入一定量的高钾低钠及多纤维素的食物。禁用浓茶、浓咖啡、烈性酒类及刺激性食物。应戒烟。补充膳食钙质可能有益于降血压。

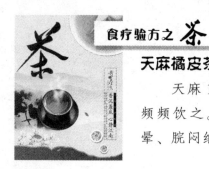

食疗验方之 茶

天麻橘皮茶

天麻 10 克，鲜橘皮 20 克。上 2 味水煎，代茶频频饮之。适用于糖尿病性高血压，证见头昏眩晕、脘闷纳呆、血压升高者。

降压茶

罗布麻叶 6 克，山楂 15 克，五味子 5 克。沸水冲泡、闷盖片刻，代茶频频饮之。适用于糖尿病性高血压，证见高血压、血脂异常者。

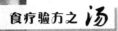

五味降压汤

紫菜 10 克，芹菜 100 克，番茄 50 克，荸荠 10 个，洋葱半个，姜片、葱段各适量。将紫菜浸软去沙，芹菜切段，番茄切片，荸荠去皮切成小块，洋葱切丝留用。用适量清水，与用料一起放进锅内，煮滚后调味即可。此汤具有清热降压、祛脂降浊之功。适用于糖尿病并发高血压而致眩晕耳鸣，失眠多梦，口渴烦热，大便干结，小便黄赤等症。

✦ 糖尿病性高脂血症有哪些食疗验方

糖尿病性高脂血症患者的饮食基本原则是四低（低脂、低胆固醇、低热量和低糖类）。饮食宜清淡，限制动物脂肪，适当增加植物油。体重超重或肥胖者，应通过限制主食摄入来达到减肥的目的。多吃含纤维素的膳食，如粗粮、蔬菜等，有利于降血脂和增加饱腹感。适当增加具有降血脂、降胆固醇作用的食物，如山楂、洋葱、灵芝等。三餐热量宜分配均匀，在保证机体蛋白质及各种营养素基本需要的基础上，使热量摄入与消耗之间略显负平衡，促使血脂逐渐下降，最终达到正常标准。膳食中蛋白质应占 16%~25%。充足的蛋白质供给，可避免出现虚弱，有利于血脂改善。糖类每日供给量以 100~200 克为宜，不能少于 50 克，否则易出现酮症酸中毒。进餐要定时，宜少量多餐。晚餐以高纤维膳食为主，避免过于丰盛。应控制饮酒，因为乙醇产热量较高，每克乙醇可产 29.2 千焦热量。

鱼腥草山楂粥

鲜鱼腥草 100 克，山楂 12 克，大米 150 克，食盐适量。将鱼腥草洗净，切碎。将山楂、大米洗净，放入锅内，加水适量，大火烧沸，煎煮成粥。将鱼腥草、食盐放入锅内再煮 5 分钟起锅，放凉即成。

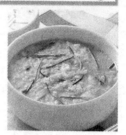

食疗验方之 **粥**

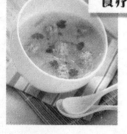

食疗验方之 **汤**

丝瓜豆腐鱼头汤

丝瓜 500 克，鲜鱼头 2 个，豆腐 4 块，生姜 3 片，精盐、味精少许。丝瓜去角边，洗净切角形；鱼头洗净，劈开两半；豆腐用清水略洗。将鱼头和生姜放入煲里，注入适量开水，旺火煲 10 分钟，放入豆腐和丝瓜，再用小火煲 15 分钟，调味食用。此汤具有清热泻火、养阴生津之功。适用于糖尿病并发高脂血症者，症见发热口渴、头晕目眩、便秘、尿黄、舌质红、苔黄等。

冬菇茭白汤

水发冬菇 100 克，茭白 200 克，葱、姜各 2 克，味精 1 克，黄酒 10 毫升，精盐 3 克，汤 500 毫升。将冬菇去尽根蒂，撕成块；茭白横切成 0.5 厘米厚的片；葱用葱白，切成节。汤置火上烧开，下茭白片用大火煮熟，加盐、姜块煮片刻，下冬菇、黄酒、葱节、味精即成。此汤汁白澄清，鲜香可口，有清热润肺，利气利水之功。适用于糖尿病并发高脂血症者。

✦ 糖尿病冠心病有哪些食疗验方

糖尿病性冠心病者饮食中的总热量宜低于正常生理需要，建议每日热量分配的比例为早餐 30%、午餐 50%、晚餐 20%，以防热量过多而导致肥胖。宜控制脂肪摄入的质和量，一般认为膳食中的多不饱和脂肪酸、饱和脂肪酸、单不饱和脂肪酸之比以 1:1:1 为宜。患者每日胆固醇摄入量若能控制在 200~300 毫克或更少，将有助于降低血清胆固醇的含量。适当摄入糖类，一般以不超过总热量的 10% 为宜。最好采用含纤维素较多的糖类食物。多吃富含维生素 C、E 和镁的绿色蔬菜及含糖量低的水果，多吃降血脂、降胆固醇的食物，以改善心肌营养代谢，预防血栓发生。盐的每日摄入量应限制在 2~5 克，以减轻心脏负担。少用或不用浓茶、咖啡、辣椒、芥末、烟、酒等兴奋神经系统的食物。

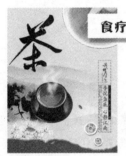

食疗验方之 茶

山楂荷叶茶

山楂 15 克、荷叶 12 克，加水 1000 毫升，煎煮至 500 克，代茶饮。本方对头晕脑胀、嗜睡的患者有提神、醒脑的作用。荷叶具有解暑、醒神的作用。适合于口渴多饮、胸闷者。

食疗验方之 粥

葛根粥

葛根 30 克、大米 60 克煮粥，早晚当点心服用。葛根性偏凉，具有清热、生津、活血化瘀的作用。适合口渴多饮、胸闷者。

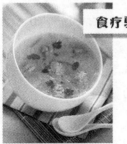

食疗验方之 汤

百合玉竹蛤肉汤

蛤蜊肉 50 克，百合 30 克，玉竹 20 克，生姜5 片，盐、味精适量。将蛤蜊肉洗净，切片，百合、玉竹洗净，与蛤蜊肉同放沙煲内，加清水适量，大火煮沸后，改用小火煲至肉熟烂，调味饮用。此汤具有滋阴养心，润肺安神之功。适用于糖尿病并发心脏病者，症见心烦、失眠、口渴、手足心热等。

莲子麦冬猪心汤

猪心1个，莲子（不去心）、芡实各100克，麦冬（不去心）50克，枸杞子25克，红枣5个，精盐、味精各少许。各料分别洗净。猪心分为4瓣，洗净血水。把全部用料放入开水锅中，大火煮滚，改小火煲2小时，调味即可。此汤具有清心安神，固肾益精之功。适用于糖尿病并发冠心病致心烦失眠，心悸怔忡，梦多遗精，精神萎靡，腰酸乏力，形体消瘦，舌嫩红，脉细数；或肾虚不固之带下色白清稀，脉细弱等病症。

糖尿病性心肌病有哪些食疗验方

糖尿病性心肌病的患者大多体质虚弱，中医辨证多属气血不足证。因此，患者应视病情轻重注意休息，切勿过度劳累。不然，过度疲劳，会耗伤气血，加重病情，甚至导致严重的后果。日常饮食应节制，合理地安排餐次，严禁暴饮暴食，多食富含维生素和蛋白质的食物。少吃刺激性食物，戒烟酒，若并发心力衰竭伴水肿者，应给予低盐或无盐饮食。

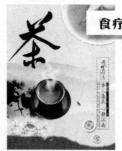

食疗验方之 茶

- 浮小麦30克，炙甘草10克，大枣10枚，共煎代茶频饮；
- 西洋参5克，入保温杯中泡水代茶饮，1日内连渣服完，每日1次，连服10日；

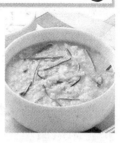

● 黄芪 30 克，大米 100 克，先水煎黄芪取汁与大米共煮成粥，随意服用；

食疗验方之 **其他**

● 白参 10 克，莲子 10 枚，水泡发白参、莲子后炖烂服食；

● 桂圆肉 30 克，西洋参 6 克，入碗内加盖，置锅中蒸成膏状，每服 1 匙，日服 3 次；

● 猪瘦肉 150 克，黄精 50 克，加水适量，用文火煨熟，调味服食，1 日 1 次；

● 猪心 1 个，柏子仁 10 克。猪心洗净，纳入柏子仁，隔水炖熟，调味服食；

● 黑木耳 6 克。泡开洗净，入锅煮沸后，文火煨烂，调味常食。

糖尿病性神经病变有哪些食疗验方

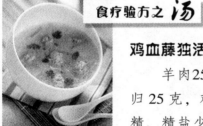

食疗验方之 **汤**

鸡血藤独活羊肉汤

羊肉 250 克，黄酒 100 毫升，北黄芪 50 克，当归 25 克，鸡血藤 50 克，独活 15 克，生姜 3 片，味精、精盐少许。羊肉洗净用酒搅拌，加姜汁同拌更好，用瓦煲连同药材、羊肉加水 8 碗，慢火焖之，得汁 2 碗左右，调味即可饮用。一日内分 2 次服完。此汤具有活血化瘀，祛风通络之功。适用于糖尿病性周围神经病变，属风湿入络，气血阻滞致肌肤麻木，感觉迟钝，或肢体自发性疼痛，针刺样或烧灼样感觉异常等病症。

胡桃枝梢南瓜蒂汤

胡桃枝梢60克，南瓜蒂2个，益母草9克，黄酒适量。前3味煎汤去渣，黄酒冲服。每日1次。此汤具有活血祛瘀，消痰散结之功。适用于糖尿病性神经病变而致肌肤不仁、肢体麻木、疼痛等病症。

杏仁木瓜鱼尾汤

木瓜500克，鲩鱼尾1个，南、北杏各10克，姜丝、葱段、盐、味精各适量。木瓜去皮和籽、洗净切块，南、北杏洗净。木瓜、鱼尾、南、北杏一起放入煲里，加水适量，大火煮沸后，改用小火煲3小时，调味供用。此汤具有祛湿舒筋，止咳化痰之功。适用于湿热不化而致糖尿病并发神经病变，症见肢体麻木，感觉异常。

✦ 糖尿病性癫痫有哪些食疗验方

糖尿病性癫痫者的生活必须规律化，饮食起居应适时适量。过度疲劳、饥饿和过饱、受凉发热、情绪激动均可诱发癫痫。避免辛辣和其他刺激性的饮食。猪脑和羊脑是癫痫食疗中可以推荐的食品。中医有"以脏补脏"之说，现代医学也证实脑内含有一些神经介质和氨基酸，因此以动物相应脏器来补充人体脏器的不足是有一定物质基础的。

食疗验方之 汤

牛膝杜仲汤

鸡爪8只，牛膝20克，杜仲30克，黑豆100克，红枣5枚，精盐、味精少许。生姜、葱段适量。鸡爪洗净后用3碗水加少量姜葱，先以猛火再改弱火煮成清汤。另用3碗水煎煮牛膝和杜仲，煮至量减半，去渣留汁待用。待鸡爪汤煮至约 6 杯水时，去鸡爪和姜葱，加入用滚水烫过的黑豆和红枣，煮烂再放入杜仲汁，用弱火煮片刻，最后加盐调味即成。此汤具有补肝益肾，强筋壮骨，祛除风湿，熄风止惊之功。适用于糖尿病性癫痫，属虚风内动，上扰清窍而致惊厥偏瘫、失语、意识不清等病症。

豆浆莴笋汤

莴笋 300 克，精盐 5 克，味精 2 克，猪油 50 毫升，姜、葱各 10 克，鲜豆浆 750 毫升。将莴笋去皮，洗净，切成长 7 厘米，筷子头粗的条；姜切片，葱切节待用。锅置火上，下猪油烧至六成熟，下姜、葱稍炸出香味，下莴笋条、盐炒至断生，拣去姜、葱，冲入豆浆，烧开加味精即可。此汤制法独特，色泽洁白，味道鲜美，有祛火除热，益脑止惊之功。适用于糖尿病因虚火内炽，上攻头脑而致癫痫发作者。

 ## 糖尿病并发失眠症有哪些食疗验方

糖尿病并发失眠症者要依据虚实不同，辨证用膳，虚者补之，实者泻之。饮食疗法得当，既有利于催眠，又有利于健身。调膳配餐时，切勿使用大辛、大热、大寒、大惊之食品。忌浓茶、咖啡、可乐之类饮料，以免增加兴奋而加重失眠。

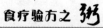

食疗验方之 粥

枣仁粥

酸枣仁（生、熟均可）30 克，大米 100 克。先将酸枣仁捣碎，加水浓煎取汁。再以淘洗干净的大米煮粥，米半熟时，加入酸枣仁汤，同煮成粥即可。每日 1 次，晚餐温热服食。

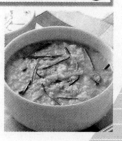

桂圆麦枣粥

桂圆肉 15 克，小麦 50 克，红枣 5 枚，糯米 100 克。将小麦淘洗干净，加热水浸胀，倾入沙锅中，煮熟取汁，加入淘洗净的糯米、洗净去核的红枣、切成粒的桂圆肉，共煮成粥。每日 2 或 3 次，温热服食。5 天为 1 个疗程。

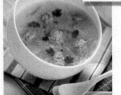

食疗验方之汤

百合玉竹蛤蜊汤

蛤蜊肉 50 克，百合 30 克，玉竹 25 克。将蛤蜊肉洗净，用清水浸半小时。百合、玉竹分别洗净，与蛤蜊肉一齐放入沙煲内，加清水适量，大火煮沸后，改用小火煲 1 小时，调味供用。此汤具有滋阴润燥、养心安神之功。适用于糖尿病阴液不足所致的心烦失眠，情绪激动，口渴欲饮，手足心热，咽喉干痛或有咳嗽痰稠等症。

✦ 糖尿病肾病如何进行饮食调理

糖尿病性肾病是糖尿病的常见并发症，也是糖尿病患者最重要的致死因素之一。此病除必要的药物治疗外，很重要的一点是饮食方面的调理。既有助于减轻肾脏的负担，有益于该病的控制和康复，又能减轻因用药时间过长而对肾脏的进一步损害。

●**适当限制蛋白质的摄入量**　肾功能尚正常时可以多进食蛋白质，每日蛋白质的摄入量应为 80~100 克，最好食用动物蛋白质。糖尿病性肾病伴有氮质血症时，如蛋白质摄入量不足，易发生低蛋白血症；蛋白质给予较多，易加重氮质血症，因而要查尿素氮，以估计患者每日所能接受的饮食蛋白质含量。必要时可输血浆、血清蛋白及氨基酸。

●**限制高嘌呤的食物**　大量的嘌呤会加重肾脏的负担。花生、鸡汤、各种肉汤、猪头肉、沙丁鱼及动物内脏等都含有大量的嘌呤，应该严格限食。瘦肉中也含有嘌呤，在食用时可先将肉在水中煮一下，弃汤食用。

● **适当增加糖类的摄入量**　在胰岛素严格控制血糖的前提下，可适当增加糖类摄入量以保证有足够的热量，且可以避免体内蛋白质和脂肪分解的增加。

● **限盐**　低盐饮食适合于伴有轻微水肿、高血压的患者，以及水肿、高血压被控制的患者；慢性肾衰无水肿、无高血压者亦应低盐饮食。低盐饮食要求每日钠盐摄入量为 3~5 克。在低盐饮食期间，不要吃咸鸡蛋、咸鸭蛋、咸菜等。患者有明显水肿、高血压时，应该禁盐。就连含盐的食物都在禁忌之列。无盐饮食可能影响患者的食欲，可以用无盐酱油、醋、姜、蒜等调味品以增进食欲。

● **纠正贫血**　如出现贫血症状时，应在饮食调配中多供给富含铁质及维生素 C 的食物，如贫血严重必须辅以药物或输血。

● **限制对肾脏有刺激作用的食物**　如芥末、辣椒等。

糖尿病肾病有哪些食疗验方

黄芪粥

生黄芪 60 克，大米 60 克，陈皮末 10 克。先将黄芪煎汤去渣，入大米煮粥，粥成时加入陈皮末。能改善肾脏功能，消除尿蛋白，增强体质。

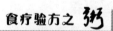

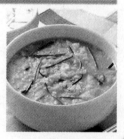

芡实白果粥

芡实 20 克，白果 10 个，糯米 30 克。将白果去壳，与芡实、糯米共入锅中加水熬煮成粥。肾病属脾虚湿盛，症见小便淋浊、尿中大量蛋白排出者，可长期食用。

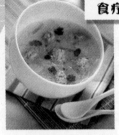

食疗验方之汤

玉米须汤

玉米须 15 克，赤小豆 30 克，生地黄 30 克。煮水代茶饮。玉米须、赤小豆具有利尿、消肿的作用。生地黄能凉血、滋阴。本方适合下肢浮肿、口干口苦患者。虚寒体质患者不宜服用。

✦ 糖尿病并发泌尿系感染有哪些食疗验方

糖尿病并发泌尿系感染者宜大量饮水，有利于冲洗泌尿系，减少细菌在泌尿系停留繁殖的机会。多吃清热利尿解毒的食物，如赤小豆、绿豆、苦瓜、冬瓜、菊花、马兰等。根据尿液酸碱性安排饮食，可食用米醋或饮用矿泉水，以调整尿液的酸碱度，从而达到抑制细菌繁殖的目的。限制各种刺激尿道和肾脏的食物，如胡椒、韭菜、羊肉、狗肉及油腻食物。

冬瓜粥

食疗验方之粥

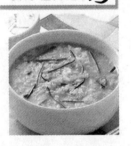

冬瓜 500 克，大米 100 克，熟火腿、葱末、精盐、麻油各少许。将冬瓜冲洗干净，削去外皮，去除瓜瓤，切成小块。大米淘洗干净。火腿切成碎米粒。取锅上火，放入麻油烧热，下葱末炝锅，加入冬瓜、火腿末、清水、大米，旺火煮沸后，再改用小火煮至粥成，以盐调味后食用。

苦瓜粥

苦瓜 1 个，大米 100 克，清水适量。将苦瓜冲洗干净，除去瓜瓤，用清水浸泡后捞出，切成丁块。大米淘洗干净。取锅放入清水、大米，旺火煮沸后，加入苦瓜，再用小火煮至粥成，即可进食。

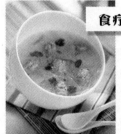

食疗验方之 *汤*

冬荷绿豆汤

冬瓜500克，鲜荷叶1块，绿豆100克。鲜荷叶、绿豆、冬瓜洗净，冬瓜切块。将绿豆、冬瓜放入沙煲里，加清水适量，猛火煮沸后，改用小火煲1小时，再放入荷叶煲半小时，即可饮用。此汤具有清暑利湿，解毒消肿之功。适用于糖尿病并发泌尿系感染而致尿频尿急，小便短少，大便干结，口苦口干等病症。

糖尿病并发外阴炎有哪些食疗验方

糖尿病并发外阴炎者可吃些清热化湿之品，如荠菜、丝瓜、苋菜等。饮食以清淡为宜，忌油腻、酒类、辛辣刺激性食物，以免伤脾助湿，不利于疾病治疗及恢复。忌食有发性的食物如带鱼、虾等，以防生痰化热，诱发本病。

食疗验方之 *粥*

绿豆薏苡仁粥

绿豆30克，薏苡仁15克，大米150克，将绿豆、薏苡仁洗净，放入锅中，加水适量，煎煮至绿豆皮、薏苡仁裂开。把大米洗净，加入锅中，煎煮成粥。

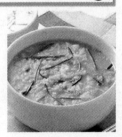

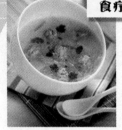

食疗验方之*汤*

土茯苓荸荠猪骨汤

土茯苓片（鲜者更佳）、猪骨各500克，荸荠200克，调味品适量。将土茯苓片与猪骨同煎，取汁留骨，然后加入荸荠（去皮），用小火慢炖半小时，加调味品。分次食用。此汤具有清热利湿解毒之功。适用于糖尿病并发外阴炎属湿热下注者。

✦ 糖尿病性阳痿有哪些食疗验方

肾阳虚者宜选用温肾助阳之品（如羊肉、虾等），忌阴寒之物；肾阴虚者宜食滋阴清热除烦之品（如白菜、绿豆等），忌食燥热之物；中气不足者可食补气之品（如山药、大枣等），忌食破气消积的药膳（如白萝卜、青陈皮、莱菔子等）。

食疗验方之*粥*

狗肉粥

狗肉30克，大米60克，食盐适量。将狗肉洗净，切成小块。将大米淘净，与狗肉同入沸水中，小火熬至粥烂，加入食盐即成。

羊肉粥

鲜羊肉150克，大米100克，食盐、生姜各少许。将鲜羊肉洗净，切成薄片；大米洗净，生姜、葱切颗粒待用。将羊肉片、大米、生姜、葱、食盐一同放入铝锅内，加水适量，置大火上烧沸，再用小火熬煮至熟即成。

苁蓉粥

肉苁蓉15克，精羊肉100克，大米50克。肉苁蓉加水100毫升，煮烂去渣，羊肉切片入沙锅内加水 200 毫升，煎数沸，待肉烂后，再加水 300 毫升，加入淘净的米，煮至米将熟时，入葱、姜，再煮片刻停火，盖紧焖 5 分钟。每日早晚温热食。

 ## 糖尿病并发性冷淡有哪些食疗验方

糖尿病并发性冷淡者宜辨证用膳，适当食用壮肾之品，如麻雀、泥鳅、冬虫夏草、红参等。忌食燥热、阴寒食物。可常吃动物的睾丸，但一次不可大量食用。

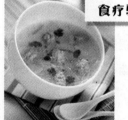

食疗验方之 汤

锁阳萸肉鹌鹑汤

鹌鹑 1 只（约 90 克），锁阳 15 克，山萸肉 10 克，制附子 6 克，茯苓 30 克，葱、生姜片、胡椒粉、精盐各少许。将鹌鹑洗净开膛，去肠杂，切块；锁阳、山萸肉、附子、茯苓洗净。把全部用料一齐放入锅内，加清水适量，大火煮沸后，小火煮 3 小时，调味即可。此汤有温补肾阳，调小便之功。适用于女子糖尿病肾阴不足而致性冷淡，排尿无力，腰酸肢冷，神疲乏力，夜尿频繁等病症。若无锁阳，可用肉苁蓉代之。阴虚火旺之尿血鲜红者忌饮用本汤。

泥鳅豆腐汤

活泥鳅 250 克，豆腐 1000 克，黄酒 10 毫升，精盐 2 克，葱末 5 克，姜末 10 克，熟猪油 50 克。将泥鳅放在清水中，滴几滴醋盆养数天，其间换几次水，让其吐净泥沙，然后洗净沥干水。锅置火上，下豆腐、黄酒、盐、葱、姜、猪油，将泥鳅放入，加水适量。因加热泥鳅穿入豆腐之中。炖至泥鳅肉熟即可。此汤肉嫩鲜美，汤汁乳白，营养丰富，有补肾益精，清热解毒、利湿消肿、补中益气之效。

适用于糖尿病湿热内蕴，肾虚精亏而致性冷淡，伴口苦面干，乏力头晕等病症者。

糖尿病并发胃病有哪些食疗验方

砂仁内金粥

食疗验方之 粥

鸡内金6克，干橘皮30克，砂仁2克，大米50克。将鸡内金、干橘皮、砂仁烘脆研细末，入锅，加清水适量，大火烧沸，小火熬成粥。

健脾冬瓜粥

精大米50克，冬瓜150克，羊肉末50克，山药100克。大米洗净入锅，加适量水煎煮至八成熟时，将冬瓜、山药（去皮，切小块）、羊肉末同入锅内，待粥煮至熟烂后加入精盐、味精调味，即可食用。

扁豆粥

白扁豆60克（鲜者120克），大米100克。先将白扁豆炒至微黄，或鲜白扁豆与大米同置沙锅内，加水适量煮粥，待米熟豆烂服食。每日2次，早、晚温热服食。

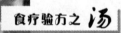

食疗验方之 汤

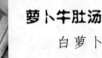

萝卜牛肚汤

白萝卜500克，牛肚200克，陈皮3克，生姜、胡椒各适量。白萝卜刮去皮，洗净切角形。生姜洗净捣烂，陈皮去白洗净。牛肚洗净切块，与生姜放入油锅内爆炒片刻，铲起与萝卜、陈皮、胡椒一齐放入沙煲内，加清水适量，用小火煲2小时，以牛肚熟烂为度，调味食用。此汤有健脾胃、消积滞之功。适用于糖尿病并发胃肠道疾病。

糖尿病便秘有哪些食疗验方

对各型糖尿病便秘均适用的饮食原则为多饮水，每日清晨空腹时饮1杯白开水或淡盐水。无力型糖尿病便秘则选用富含粗纤维和B族维生素的食物，以促进肠蠕动，使粪便易于排出。适当增加脂肪摄入，有润肠通便的作用。多吃洋葱、芹菜、菠菜、生萝卜、生黄瓜等产气食物，可奏利便之效。忌用浓茶，限制强烈刺激性食品摄入。

菠菜粥

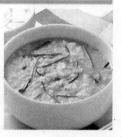

食疗验方之 **粥**

菠菜120克，大米120克，食盐、味精各少许。将菠菜洗净，在沸水中烫一下；大米淘净，置铝锅内，加水，大火烧沸，小火煎熬至半熟时，将菠菜切段放入粥中，继续熬煮成粥。粥内加盐、味精即成。

松子仁粥

松子仁50克，大米150克。先将松子仁捣成泥状，备用。将大米洗净，置于锅中，加水适量，用旺火烧开，加入松子仁，改用小火煮至稠粥即成。早起空腹及晚间睡前温热服食。

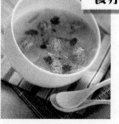

食疗验方之 **汤**

草决明赤芍瘦肉汤

猪瘦肉150克，枸杞子10克，制首乌20克，草决明15克，山楂15克，赤芍10克。猪瘦肉洗净，切块；其余药物洗净。把全部用料放入锅内，加清水适量，大火煮沸后，小火煲2小时，调味即成。此汤有活血降脂，减肥健美之功。适用于肝肾两虚所致糖尿病便秘、血脂增高、耳鸣目暗、心悸气短等症。

糖尿病腹泻有哪些食疗验方

糖尿病腹泻患者宜采用少油、少渣、高蛋白、高维生素半流质或软质食物。少量多餐，每日 5~6 次。根据患者腹泻情况，酌情补充热量。排便次数正常后，短期内不宜食用生拌蔬菜及含粗纤维多的蔬菜。禁忌酒类、汽水、辛辣、坚硬果类等。

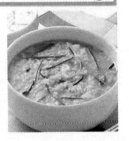

食疗验方之 粥

薏苡仁翠衣粥

薏苡仁 30 克，西瓜皮 250 克，大米 150 克，食盐适量。将薏苡仁洗净，放入锅内，加水适量，大火烧沸，煎煮至薏苡仁裂开。将大米洗净，加进锅内煎煮成粥。再将西瓜皮洗净，切成碎块，放入粥中煎煮 5 分钟，停火，再加食盐放凉即成。

乌梅粥

乌梅 30 克，大米 100 克，清水适量。将乌梅洗净，大米淘洗干净。取锅入清水、乌梅，煮沸约 15 分钟，过滤去渣，加入大米，续煮至粥成，即可食用。

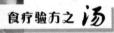

食疗验方之 汤

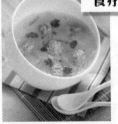

大蒜豆腐鱼头汤

鲜鱼头 2 个（约 500 克），大蒜 90 克，豆腐 6块。大蒜去衣，鱼头洗净。豆腐、鱼头分别下油锅煎香、铲起，与大蒜一起放入煲里，加清水适量，小火煲半小时，调味供用。此汤有健胃消食之功。适用于糖尿病肠胃湿滞、脘腹胀满，食欲不振、恶心欲呕、倦怠乏力、大便稀烂等。

糖尿病足有哪些食疗验方

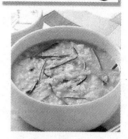

食疗验方之 **粥**

木瓜粥

鲜木瓜1个（或用干木瓜片20克），大米50克。鲜木瓜1个，切4瓣（或干木瓜片），加水煎汁，去渣，入大米，再兑水，同煮成稀粥。

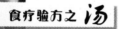

食疗验方之 **汤**

乌蛇追风汤

乌蛇1条，当归10克，生薏苡仁100克，糯米酒半碗，姜汁、陈皮少许。将蛇剥皮去肠杂，取蛇肉同当归、薏苡仁加糯米酒半碗，清水1碗，姜汁少许调味炖服，亦可加少许陈皮。此汤有祛风止痛，利湿除痹之功。适用于糖尿病足致小腿后外侧和足背疼痛等病症。

糖尿病并发感冒有哪些食疗验方

糖尿病并发感冒者宜辨证用膳，采用"热者寒之"，"寒者热之"，"虚者补之"的原则。饮食宜稀烂清爽，以促进消化吸收，如食用烂面条、蛋汤、藕粉等。酌情选用蔬菜，如生姜、葱白、香菜均为发散风寒常用之物；油菜、苋菜等宜用于风热之证；柑橘、杏等则可益气生津。荤腥之品以不用或少用为好。避免服食辣椒、胡椒等辛辣之物。

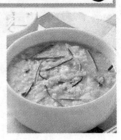

食疗验方之 粥

绿豆藿香粥

绿豆 15 克，藿香 10 克，大米 100 克，食盐适量。将绿豆洗净，藿香洗净切丝，大米淘净备用。先将绿豆放入锅中，加水适量，煎煮至绿豆开裂，加入大米熬成粥状。加入藿香续熬 5 分钟，放入食盐，待凉即成。

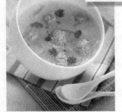

食疗验方之 汤

姜葱豆腐汤

生姜 4 片，葱白 5 根，豆腐 250 克，精盐 2 克，香油 10 克。生姜、葱白用清水洗净；豆腐切小块，入沸水锅中烫一下，沥干水分待用。锅置火上，下豆腐干炒，煎至微黄色时下姜片，加清水适量，煮沸数分钟后再加盐、葱白，最后淋入香油起锅，趁温热饮用。此汤有清热气、解烦躁、通小便的功效，可用于治疗糖尿病并发感冒、头痛、发热无汗等病症。

大青叶绿豆汤

大青叶 30 克，绿豆 30 克。将绿豆洗净，用清水浸泡半小时；大青叶洗净。把全部用料一齐放入锅内，加清水适量，小火煮 1 小时即可。随量饮用。此汤有清热解毒之功。适用于糖尿病热毒内盛而致感冒，症见高热不退，恶寒头痛，甚至寒战，周身疼痛，倦怠无力，咽痛口渴，或咳嗽，舌红，脉数者。脾胃虚寒、风寒感冒者不宜饮用本汤。

桑菊竹叶汤

桑叶 5 克，菊花 5 克，竹叶 30 克，薄荷 3 克，白茅根 30 克。将备用料洗净，放入沙锅里，加清水适量，用小火煲 1 小时，即可饮用。亦可作茶饮之。此汤有辛凉解表、清热解暑之功。适用于糖尿病合并夏暑感冒的防治。症见头痛发热、咽干喉燥、干咳、汗出、口渴、舌苔淡白等。

糖尿病并发气管炎有哪些食疗验方

糖尿病并发气管炎者饮食宜清淡，可多吃些小白菜、菠菜、芹菜、胡萝卜等具有清肺化痰作用的新鲜蔬菜，对减轻症状大有益处。宜摄入充足的蛋白质，多吃富含优质蛋白质的食物，既可补充营养消耗，又无增痰上火之弊。忌食海腥油腻之物，以免助湿生痰，如海参、鲜虾等。忌辣椒、咖啡、烟、酒等刺激之品，以免刺激呼吸道而使病情加重。

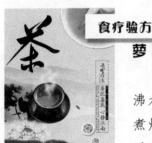

食疗验方之 茶

萝卜茶

白萝卜 100 克，茶叶 3 克，盐少许。将茶叶用沸水冲泡 5 分钟，取汁。白萝卜洗净切片，置锅中煮烂，加盐调味，倒入茶汁即可。每日 2 剂，不拘时温服。

冬花茶

茶叶 6 克，款冬花、紫菀各 3 克。将上 3 味用开水冲泡。每日代茶饮。

糖尿病并发肺炎有哪些食疗验方

糖尿病并发肺炎者应保证热量和蛋白质等营养成分的摄入，补充因发热消耗的热能。少食多餐，进食易于消化的流质或半流质食物。在饮食配制上，多供给富含铁、铜、钙的食物，也宜多进食清热化痰之物，如荸荠、藕节等。

罗汉果粥

罗汉果 15 克，大米 60 克。将罗汉果、大米淘净，一同放入锅中，加水适量，置大火上烧沸，继用小火熬煮成粥。捞出罗汉果。

贝母萝卜粥

川贝母 6 克，萝卜（鲜品）50 克，大米 60 克，食盐 2 克。将贝母洗净，烘干研成末。将萝卜洗净，切成方块。将大米淘净，放入锅内，加水适量，置大火上煮沸，放入贝母粉、萝卜块，小火熬成粥，放入食盐混匀即成。

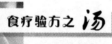

雪梨麻黄汤

雪梨 2 个，瘦肉 200 克，南、北杏仁各 15 克，麻黄 6 克，红枣 3 枚。将雪梨切成 4 块，去核，不用去皮。加适量清水，用料一起放入煲内，煮约 3 小时，便可饮用。此汤有清热泻火、宣肺化痰之功。适用于糖尿病并发肺炎者。

百合无花果猪肉汤

百合 40 克，无花果 6 个，陈皮 10 克，猪肉 300 克，细盐少许。选新鲜猪肉，用清水洗干净，沥干水，备用。百合、无花果、陈皮分别用清水洗干净。无花果对半剖开成 2 片，备用。瓦煲内加入适量清水，先用猛火煲至水滚，然后放入以上全部用料，候水再滚起，改用中火继续煲 3 小时左右，以少许细盐调味，即可以饮用。此汤有养阴润燥、生津解渴之功。适用于糖尿病并发肺炎。

糖尿病并发肺结核有哪些食疗验方

糖尿病并发肺结核者应给予优质蛋白质食物，其中动物蛋白质应占50%以上，以补充机体由于蛋白质大量分解所造成的损耗。一般每日摄入200~300克糖类为宜，以保证糖原的合成。维生素A、维生素B与维生素C等都要充分供给。多吃含钙、铁丰富的食物，以促进病灶钙化及改善因咯血引起的贫血。多吃些对结核杆菌有抑制作用，并能缓解和消除症状的食物，如甲鱼等。此外，还宜多吃具有清肺补肺作用的食物，如白木耳、百合等。忌用烟酒及辛辣刺激性食物。

食疗验方之 粥

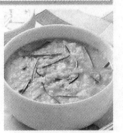

百合贝母粥

百合15克，川贝5克，大米60克。将川贝洗净，焙干研末。将百合、大米淘净，同入锅中，加水适量，置大火上烧沸，改用小火，放入川贝粉，熬煮至粥成。

藕节粥

藕节20克，大米60克。将藕节、大米淘净，同入锅中，加水适量，置大火上烧沸，继熬成粥，取出藕节即成。

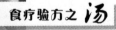

食疗验方之 汤

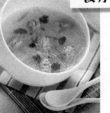

银耳豆浆鸭蛋汤

鸭蛋1个，白木耳10克，豆浆500毫升。鸭蛋打开放入碗内，搅匀；白木耳用开水泡开，去杂质分小朵、洗净。将白木耳放入沙煲里，加清水适量，用小火煲烂，加入鸭蛋、豆浆煮沸即成。此汤有滋阴润肺之功。适用于糖尿病并发肺结核，症见阴虚肺燥、午后潮热，五心烦热，颧红盗汗，倦怠消瘦，咳嗽胸痛，或痰黄而稠，或痰中带血，或干咳无痰者。

洋参冬瓜鸭汤

鸭 500 克，西洋参 3 克，冬瓜 500 克，石斛 60 克，眉豆 90 克，荷梗（鲜）90 克，红枣 20 克，生姜 1 片。西洋参略洗、切片；冬瓜、石斛、眉豆、荷梗、生姜、红枣（去核）洗净，鸭洗净，去内脏切块。将材料一齐放入开水煲里，大火煮沸后，小火煲 2 小时，调味供用。此汤有清热益气，止咳化痰之功。适用于糖尿病并发肺结核，症见体倦少气，汗多，口渴心烦者。

✦ 糖尿病并发眼病有哪些食疗验方

糖尿病并发眼病者要根据主证不同，辨证施食。多食富含维生素 C 的新鲜蔬菜及动物肝脏。糖尿病并发青光眼的患者，每次的饮水量要适当限制，可少量多次饮用。忌饮浓茶和咖啡，忌辛辣油腻之品。宜服滋阴降火，补益肝肾的食品，如枸杞子、山茱萸肉、木耳等。

食疗验方之 粥

枸杞粥

枸杞 15 克，大米 60 克。将枸杞、大米洗净，入锅中，加水适量，置大火上烧沸，熬成粥即成。

胡萝卜粥

胡萝卜 150 克，大米 100 克，精盐少许，麻油少量，清水适量。将胡萝卜冲洗干净，切成丁块。大米淘洗干净，加入少量油和精盐稍腌。取锅放入清水，旺火烧沸后，加入大米、胡萝卜，待沸后再改用小火熬煮至粥成，然后加入精盐调味即可。

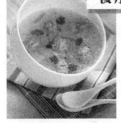

食疗验方之 汤

石斛杞子猪肝汤

猪肝 1 副，猪肚 1 个，北沙参 20 克，石斛 15 克，枸杞子 15 克，鸡半只，生姜 3 片，精盐少许。将洗净的猪肝和猪肚放入大沙锅内，加水和少许捣碎的生姜，用中火煮滚。去除泡沫和浮油，再以慢火煮 4 小时，中途放入鸡肉。煮滚时除去泡沫，加入药材，用盐调味即可。此汤有滋阴明目，养肝补肾之功。适用于糖尿病并发眼病等病症。

 ## 糖尿病并发口腔疾病有哪些食疗验方

糖尿病患者有龋齿时，食用糖类食物后应及时漱口，以缩短食物在口腔内停留时间。多食用纤维性食物，可增强牙齿的自洁作用。口腔溃疡期间多饮开水，以进软食、半流质饮食为宜。多食清淡新鲜蔬菜，少食肥甘厚味和刺激性强的食物。牙周病发病时，少食生硬、粗糙食物；忌食过酸、过甜、过热之品，以防加重牙痛。口腔病禁食生冷、煎炸、辛辣之品；应戒烟忌酒。常用淡盐水漱口。宜进食清热解毒、滋阴润肺的食物，如苦瓜、橄榄等。选易于消化又富于营养的流质或半流质饮食。豆类中以多食绿豆、赤小豆、黑豆为佳，以收清热解毒利湿之功。

薄荷粥

鲜薄荷叶 20 克（干品 10 克），大米 50 克。将鲜薄荷叶洗净，加适量水煮 10~20 分钟后弃渣取汁备用。大米洗净入锅加适量水煮至米熟时，再倒入薄荷汁。煮 1 或 2 沸即可食用。

食疗验方之 粥

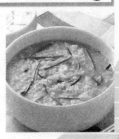

银耳藕粥

银耳 10 克，鲜藕 30 克，大米 60 克。银耳用温水泡 4 小时，去蒂和杂质。鲜藕洗净切成薄片；大米淘净，同入锅内，加水适量，大火烧沸，小火熬成粥。

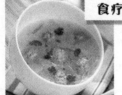

食疗验方之 汤

鸽蛋豆腐白菜汤

鸽蛋 10 枚，豆腐 200 克，白菜 150 克，猪油、姜、葱、酱油、味精各适量。将鸽蛋打碎入碗中搅散；白菜择洗干净，切成小节。将锅烧热入猪油，烧沸后倒入蛋汁煎成薄饼。将姜拍松，放入锅中加水烧沸，再入白菜及适量食盐。白菜将熟，入切成小块的豆腐，烧至菜熟，再入葱、酱油、味精即成。此汤有清热解毒，生津利尿之功。适用于糖尿病热毒内炽而致口腔黏膜糜烂，舌体浅小溃疡，大便秘结，口苦口燥等病症。

糖尿病并发扁桃体炎有哪些食疗验方

糖尿病并发扁桃体炎者饮食宜清淡，进易消化而又富于营养的流质或半流质饮食。用淡盐水漱口，然后饮用之。忌用辛辣等刺激性食物。宜用清热解毒，润肺利咽之物，如胖大海、金银花、苦瓜等。

石膏粥

生石膏 60 克，大米 75 克。生石膏捣碎，煮 30 分钟，去渣沉清，加大米煮粥。供早餐食用。

食疗验方之 粥

玄麦粥

玄参 6 克，麦冬 6 克，大米 60 克。将大米、玄参、麦冬洗净，去杂质。放入锅内，加水适量，

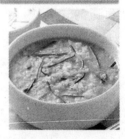

置大火上煮沸，改用小火熬煮成粥，捞出玄麦。

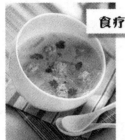

食疗验方之 汤

罗汉肉片汤

罗汉果 50 克，瘦猪肉 100 克，食盐 2 克，鸡精 3 克。将罗汉果洗净，切成两半，放入锅中，加水适量，置旺火上烧沸。将猪肉切成薄片，待罗汉果熬 5 分钟后，再投放肉片，续用大火煮 3 分钟，加入食盐、味精，搅匀装入碗中。此汤有滋阴补虚，清肺止咳，利咽润肠之功。适用于糖尿病肺虚有热而致扁桃体肿大、肠燥便秘等症。

糖尿病并发皮肤病有哪些食疗验方

糖尿病并发皮肤病者宜提倡清淡饮食，宜多吃新鲜蔬菜及高纤维食物，通过增加排便次数，改善肠道功能消除便秘，瘙痒亦随之而除。忌酒，忌食辣椒、大蒜、芥末、胡椒等刺激性食品，腌制品、巧克力应少食。少食虾、蟹等热性食物及发物，以免加重病情，影响治疗效果。宜食清热解毒，祛风止痒的食物，如蛇、马齿苋、薏苡仁、金银花等。

马兰苡仁粥

鲜马兰（嫩茎叶）120 克，薏苡仁 30 克，大米 100 克，食盐适量。将薏苡仁洗净，放入锅中，加水适量，煎煮至薏苡仁裂开。把大米、马兰洗净，加入锅中，煎煮成粥。停火，放入食盐即成。

猪蹄粥

母猪蹄 1 只，大米 100 克，葱段、姜片、精盐、味精各少许，清

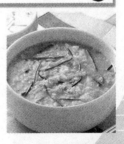

食疗验方之 粥

水适量。将猪蹄刮洗干净，去除蹄甲，劈成两半，再剁成小块。大米淘洗干净。取锅放入清水、猪蹄，加入葱段、姜末，先用旺火煮沸，再改用小火煨煮至猪蹄熟烂，拣去葱、姜，加入大米，熬煮至粥成，用精盐、味精调味后食用。

✦ 糖尿病并发甲亢有哪些食疗验方

糖尿病并发甲亢者要严格控制蛋白质、脂肪、糖类的摄入，适当补充维生素 B 和钾。浸润性突眼患者宜低盐饮食，或加用利尿剂，以减轻球结膜和球后组织水肿。患者已有畏热、多汗、心悸等代谢亢进症状，饮食中宜忌香燥温热和刺激性强的食物，如辣椒、桂皮、羊肉等物。烟、酒、咖啡之类亦应戒用。

食疗验方之 粥

生地参冬粥

生地黄 20 克，玄参 15 克，麦冬 10 克，大米 50 克。先将生地黄、玄参、麦冬入沙锅内，加水煎取汁液，去渣后，入大米，如常法煮粥，趁温服食。

蒲公英粥

蒲公英 40 克（鲜品 60~90 克），大米 100 克。将干蒲公英或鲜蒲公英全草洗净，切碎，煎取药汁，去渣，入大米如常法煮为稀粥。每日分 2 次稍温服食，3~5 天为 1 个疗程。

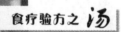

食疗验方之 汤

紫菜蛤肉汤

鸡蛋 2 枚，文蛤肉 250 克，紫菜 30 克，绿豆粉丝 60 克，荸荠粉 30 克。将鸡蛋去壳搅匀、备用。文蛤肉洗净放入锅内，加清水适量，小火煲熟，放入粉丝、荸荠粉、鸡蛋，煲沸后熄火，随即放紫菜，调味供用。此汤有清热化痰、软坚散结之功。适用于糖尿病并发甲亢，症见颈项结块，眼球突出，口干易饥者。

糖尿病性骨质疏松如何饮食治疗

在糖尿病饮食治疗原则基础上，增加含钙食品的摄入，如牛奶、虾皮、带鱼、豆制品、海带、小白菜、芹菜、油菜等。总的来说，通过饮食补钙达到国家供给量标准是有一定困难的。应适当摄入钙元素补充剂。

科学烹调以促进钙的吸收。谷类及某些蔬菜如油菜、空心菜等也含有较多的钙质，但由于谷类中的植酸和蔬菜中所含的草酸会与钙结合成不溶性钙盐而影响钙的吸收，因此它们不宜直接与含钙的食品一起烹饪。注意烹调方法，可以有效去除妨碍钙吸收的因素。

- 将蔬菜用沸水焯一下，使草酸先溶于水再炒食；
- 将大米在水中浸泡后再洗，增加植酸酶的活性；
- 将面粉、玉米粉、豆粉发酵并延长发酵时间，可使植酸水解，使游离钙增加；
- 避免过量饮酒，以免影响钙的吸收。

奶制品是糖尿病患者蛋白质和钙质的重要来源，特别是妇女，一定要借助奶制品来防治因骨头中丢失钙质而发生的骨质疏松，成年男性每日最少摄入 250 毫升牛奶；儿童、青少年、妇女（包括妊娠、哺乳或绝经后），应每天保证摄入 500 毫升牛奶。

糖尿病性痛风如何饮食治疗

糖尿病并发痛风的饮食有"三低"、"三忌"。

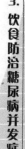

"三低"：①低嘌呤饮食，应首选牛奶、鸡蛋、水果、植物油、蔬菜；动物内脏、骨髓、沙丁鱼、凤尾鱼、蚝、蛤、蟹、浓肉汤及菌藻等为高嘌呤食物，可诱发痛风急性发作，应禁吃；②低蛋白、低脂肪饮食，蛋白质可控制在 40~60 克/日，以植物蛋白为主，动物蛋白可选用牛奶、鸡蛋，尽量不吃肉类、禽类、鱼类等；脂肪应控制在 50 克/日左右；③低盐饮食，食盐中的钠有促使尿酸沉淀的作用，加之痛风患者多合并有高血压病、冠心病及肾病，所以痛风患者每天钠盐的摄入量不得超过 6 克。

"三忌"：①忌酒，乙醇代谢使血乳酸浓度增高，如果血液中乳酸水平较长期持续较高水平，则肾对尿酸的排泄量明显减少。啤酒中含嘌呤亦很高，因此必须严格戒酒，以防痛风发作；②忌服降低尿酸排泄药物，如利尿剂、阿司匹林、免疫抑制剂（如硫唑嘌呤、甲氨蝶呤、青霉胺、雷公藤总甙）等，因以上药物均可加重高尿酸血症，引起痛风发作，加快痛风结节肿的形成；③忌肥胖，肥胖不仅加重血脂异常、高血压病、冠心病及糖尿病等，而且可使血尿酸升高，因此，肥胖者要多动，少吃，每日热量摄入较正常人减少 10%~15%以减低体重。

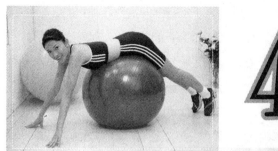

合理运动防治糖尿病并发症

 运动对预防糖尿病并发症的好处

　　运动是糖尿病治疗中的一项重要措施，适度而有规律的运动有利于糖尿病患者病情的控制并改善患者的全身状态，预防慢性并发症的发生和发展。

　　增强体质　适当的、有规律的、持久的运动可增强机体的运动能力及体力，增强身体对内、外环境的适应能力，使体格健壮，抵抗力加强。

　　有利于血糖控制　适当强度和时间的运动可以使肌肉组织和其他组织对胰岛素的敏感性增加，减轻糖尿病患者器官、组织对胰岛素的抵抗，增加糖的利用，改善糖代谢，使血糖水平下降。

　　维持正常体重，降低血脂水平　长期有规律的运动可加速脂肪分解，减少脂肪堆积，使肌肉组织发达，全身肌肉/脂肪的比值增加，使体重控制在正常范围。

　　增强心、肺功能　长期有规律的运动，可以使全身代谢旺盛，肺的通气、换气功能增加，肺活量也增加，肺泡与毛细血管接触面积加大；同时血液循环加速，改善心脏和血管舒缩功能，加强心肌收缩力及冠状动脉供血量，心搏出量也增加。对于伴有高血压病的糖尿病患者来说，运动可使高血压改善，有利于高血压的控制。

改善神经功能及精神状态　长期有规律地特别是使精神轻松愉快的运动，可解除精神紧张，减轻大脑的负担，减轻焦虑，稳定情绪，增强自信心，改善及平衡神经系统的功能；此外，由于适当运动使全身代谢增加，血流加速，大脑内血液循环改善，脑细胞功能提高，糖尿病患者的记忆力也得以提高。

预防慢性并发症的发生发展　由于合理的运动强度以及持久而有规律的运动，使高血糖、高血压、高血脂、肥胖、动脉硬化等症都得到改善，有利于防止糖尿病的大血管病变和微血管病变的发生和发展。

小贴士

跑步可预防糖尿病性心脏病吗

糖尿病是诱发心脏病的一个主要危险因素，对于糖尿病患者来说，防止其他损害心脏的因素出现尤其重要，这些因素包括高血压、高胆固醇等。一项研究结果表明，有氧运动可降低导致动脉阻塞的胆固醇，同时提高高密度脂蛋白水平。而且，对摄取了过多的不健康的胆固醇的人，有氧运动的效果最明显。

糖尿病患者运动时如何防低血糖

● 糖尿病患者应尽可能在餐后30分钟到1小时参加运动，因为此时血糖较高，不易发生低血糖。

● 糖尿病患者应尽量避免在胰岛素或口服降糖药作用最强时进行运动，如短效胰岛素注射后30分钟到1小时左右，应减少运动量。

● 糖尿病患者应尽量避免在大腿等运动时需要剧烈活动的部位注

射胰岛素。可以选择腹部注射。

● 糖尿病患者应尽量不空腹运动，如果空腹血糖高于 6.66mmol/L，可以适量空腹运动。如果空腹血糖低于 6.66mmol /L，最好在运动前吃点食物，如喝一杯牛奶、吃几块饼干，然后过 10 分钟再开始热身。

● 有条件自我监测血糖的患者在运动前后各测一次血糖，就可以及时发现低血糖，并了解哪种运动形式、多大运动量可以降糖及降糖程度。

● 凡进行持续时间较长、中等量以上的运动时，应在运动前或运动中适当加餐。

● 进行长时间大运动量的运动，如郊游、爬山时，降糖作用可能比较持久，因此除运动中需要加餐外，运动后也应增加进食。

糖尿病患者运动时要注意什么

运动前应对糖尿病患者进行运动前评估。首先应估计实际生活中的活动量情况。由于各人所处的环境不同，活动量也不同，如果让患者带着计步器作标准，活动量过少者为 2000 步以内/日，活动量中等为 2000 步/日~10000 步/日，较大者为高于 10000 步/日。如果让每日活动量在 2000 步以下的糖尿病患者突然增加至 10000 步/日是不合适的。同时应进行医学检查，了解慢性并发症及其严重程度等。对大多数糖尿病患者来说，运动应在专科医生的指导下进行，应根据患者的身体条件，如年龄、性别、病情、全身情况等差异来决定运动方式、强度、时间。对于适宜运动的患者还应注意以下事项。

● 活动量和活动持续时间，以循序渐进为宜，从较轻的活动量开始，适应后再逐渐增加运动量，延长运动时间。不可操之过急，以免发生意外，最好每日坚持，每周最少不得低于 3 天。

● 运动形式应是耗氧式（轻度的抗阻力运动，如行走、骑车、慢跑、太极拳、上下楼、登山、游泳等），而不是等长式（如举重等）。

● 采取的运动方式应结合患者的病情、体力情况、生活习惯和爱好，同时根据住房条件、周围环境，选择一种适合患者体力情况而又方便、能长期坚持的方式。

● 运动应在餐后 1 小时左右进行，以免发生低血糖。外出运动时，要随身携带糖果，以备发生低血糖时食用。同时要携带疾病证明卡、救助卡，以便发生意外时能及时得到抢救。

● 重视运动中和运动后的自我感觉。若出现呼吸困难、胸前区压迫感、心律不齐、头痛、头昏、面色苍白、紫绀等应立即停止运动。

● 对未控制的糖尿病患者，要注意防止高血糖和酮症；有活动性增殖性视网膜病的糖尿病患者，为预防眼内出血，不宜参加剧烈活动；有末梢神经炎的糖尿病患者足部感觉不敏感，应避免走路运动，同时应保护患者的神经末梢免受损伤。

● 在运动期间，应定期检查血糖、血脂，以便了解疗效，调整药物剂量，因运动可使降糖药物的需要量减少，避免出现低血糖。

小 贴 士

应限制或禁止运动的糖尿病患者：①糖尿病控制状态很差者，空腹血糖在 13.89mmol/L 以上且尿酮体阳性，或尿酮体虽阴性但空腹血糖在 16.67mmol/L 以上的患者；②增殖性视网膜病变引起新鲜眼底出血的患者；③糖尿病肾病到了氮质血症期以后的患者；④患有严重末梢神经病变，或合并有严重的植物神经病变的患者；⑤心、肺功能不全的患者；⑥出现下肢坏疽或有破溃、感染的患者；⑦伴有其他急性感染的患者。

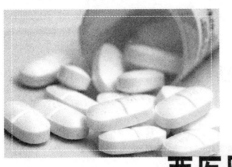
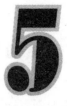

西医防治糖尿病并发症

 如何治疗糖尿病性低血糖症

糖尿病性低血糖症的治疗原则如下。①轻症，立即口服50%葡萄糖液或果汁、糖水和糖类食品。②重症，给予50%葡萄糖液50~100毫升静脉注射。胰岛素或口服降糖药所致的低血糖症患者，应持续静脉滴注。10%~20%葡萄糖液至少48小时。原则上血糖浓度宜稍高于正常范围。输液期间应不断监测血糖并调整用量。③为防止低血糖症反复，应给予高蛋白饮食，每日分3~6次进餐。④病情危重者按危重症抢救。⑤消除引起低血糖症的诱因，如口服降糖药过量、胰岛素过量或使用不当等。

感觉发生低血糖时，有条件者可即刻用血糖仪进行测定，血糖小于3.8mmol /L者应作以下处理：食用15g碳水化合物类的食品，如果汁约半杯，含糖汽水约半罐、蜂蜜1汤匙、脱脂牛奶1杯、粗面饼干3块、方糖6块、葡萄糖片1~3片、糖果2~3块，等等。10~15分钟后，若症状还未消失可再吃一次。若症状消除但离下餐还有1个多小时，则加食一份主食，如1片面包、一个馒头等。若发生在夜间，可另吃含蛋白质及碳水化合物的点心。使用α糖苷酶抑制剂，如拜唐莘、培欣等药的患者，须用葡萄糖，而不用蔗糖处理。

✦ 如何处理昏迷者低血糖反应

患者无法自己处理低血糖，或神志不清甚至突发昏迷，不管什么原因，事先要教会他人紧急处理的办法：①告诉别人果汁、葡萄糖放置的地方；②若注射胰岛素的患者，准备一个胰高糖素应急盒。并告诉他人使用方法与放置的地方，肌肉注射通常成人为 1mg，儿童为 0.5mg，或静脉注射葡萄糖，或将患者侧卧，用糖浆挤入牙缝口中；③拨打 120，叫救护车送医院。

低血糖症的抢救应快速补充高浓度葡萄糖，迅速纠正血液的低血糖。一般静脉注射 50% 或 25% 葡萄糖液 20~40mL，视病情可反复使用，直到患者神志转清，出汗停止，心率变慢为止。在抢救低血糖的同时，要重视预防低血糖所致的继发性损害，特别是对脑组织的损伤。同时也要保证充分供氧和维持足够的脑血流量。

✦ 如何治疗糖尿病酮症酸中毒

如果患者自测尿酮体结果为"+"时，患者可继续注射胰岛素或口服降糖药，并可适当酌情增加剂量；多喝淡盐开水或生理盐水，保证吃一些流质或半流质，如麦片粥、米粥、菜汤；停止运动；应每隔 2 小时测定尿酮体和血糖 1 次；每天测体温 4 次。若自测尿酮体结果为"++"时，甚或出现酮症酸中毒症状或自测血糖超过 13.3mmol/L，或因无尿不能测定尿酮体时，应迅速到医院就诊。

糖尿病酮症酸中毒一经诊断应立即进行治疗，治疗原则如下。①补液：这是首要的、极其关键的措施，通常用的液体是生理盐水，在补液过程中还应根据血糖改变液体种类，如葡萄糖水或糖盐水等。②

小剂量胰岛素静脉输注。③补钾：患者常伴失钾，经补液已排尿就应开始静脉补钾。④补碱：当动脉血 pH 值低于 7.1 可用小剂量碳酸氢钠。⑤监测：每 2 小时测血糖一次，测定尿糖及尿酮体，注意电解质和血气变化，同时进行肝肾功能、心电图等检查，以便及时调整治疗方案。⑥要积极治疗诱因及并发症，防止诱因反复。

小剂量胰岛素治疗方案有简便、有效、安全、较少引起脑水肿、低血糖、低血钾等优点。小剂量胰岛素的使用方法：按 0.1 单位/（小时·千克）计算，每小时静滴 4~6 单位为可靠剂量，治疗中每 1~2 小时测血糖、尿糖及尿酮体定性，以便调整胰岛素剂量。但具体治疗方案应由专业医生根据患者治疗情况不同，采取个体化方案。胰岛素的用量一般不超过 50 单位。

小 贴 士

糖尿病酮症酸中毒的患者要加强护理措施：①建立特别护理，严密观察血压、心率、呼吸、体温、神志、血糖、尿量、尿糖、尿酮体、血气分析及电解质，每 0.5~2 小时测血压、呼吸、脉搏一次，记出入量，每 2 小时查尿糖和尿酮体一次，2~4 小时查血糖及电解质一次；②吸氧，对昏迷患者应注意吸痰，以保持呼吸道通畅，勤翻身拍背，以防止褥疮和坠积性肺炎的发生；③胃扩张者插胃管；④尿潴留者插导尿管；⑤另外在治疗上降低血糖、补充碱液不宜操之过急，以免发生低血钾、低血糖、低血渗透压与脑水肿等并发症；对刚停输液的患者，晚上睡觉前应皮下注射胰岛素 4~8 单位，以防止次日清晨出现酮体。

如何治疗糖尿病高渗性昏迷

糖尿病高渗性昏迷好发于较年长的（一般 60 岁以上）2 型糖尿病患者，糖尿病非酮症性高渗性昏迷者应立即在急诊室救治，病情允许时入院或危重病房由医生进行治疗。

迅速大量补液　根据失水量，要求补液约 100ml/kg 体重，总量的 1/3 应在 4 小时内输入，其余的应在 12~24 小时内输完。

胰岛素治疗　以每小时 4~8 单位速度持续静滴，使血糖缓慢下降，血糖下降过快有引起脑水肿的危险。

维持电解质平衡　及时补钾，既应足量又要防止高钾血症，以血钾测定和心电图检查进行监测，对肾功能障碍和尿少者尤应注意。

治疗诱因　抗感染治疗，停用一切引起高渗状态的药物。

小贴士

如何区别高血糖昏迷和低血糖昏迷？

糖尿病患者由于治疗用药不够，或是还患有其他疾病，这样使血糖急剧增高而引起的昏迷，称为高血糖昏迷。另一种是由于胰岛素注射过量或又加上没有吃饭，这样使血糖过低而发生的昏迷，称为低血糖昏迷。在急救时，如果错误地让高血糖患者喝糖水，等于火上浇油。此时能认真做到保证患者呼吸道畅通就是高明的办法。高血糖时，患者非常口渴，皮肤、口唇干燥，呼出的气体有甜的气味；低血糖时，皮肤潮湿，呼吸无特殊气味。

如何治疗糖尿病性乳酸酸中毒

糖尿病患者一般血乳酸高于 5mmol/L，血 pH 低于 7.35（动脉血），称为糖尿病乳酸性酸中毒。糖尿病乳酸性酸中毒起病较急，有原因不明的大呼吸、缺氧伴有紫绀和（或）有应用双胍类药物史，肝、肾、心、肺功能不全者易发。

糖尿病性乳酸酸中毒的治疗措施如下。

补液　除有明显心脏功能不全和肾功能不全外，应尽快纠正脱水，以生理盐水和葡萄糖为主。

胰岛素　以 0.1 单位/（千克·小时）的速度持续静脉滴注，量不能多，防止低血糖。

维生素 C　大剂量持续静脉滴注，有利于葡萄糖的氧化。

碱性液体　除中毒已直接威胁生命（血 pH 值低于 7.1）外，应慎用碱性液体。

吸氧　提高组织供氧量，促进乳酸氧化，糖尿病患者动脉血氧分压多偏低，吸氧有利于纠正乳酸酸中毒。

血液透析或血浆置换　可用于危重患者。

治疗诱因　纠正缺氧，停用双胍类降血糖药物，抗感染等。

小贴士

　　预防糖尿病性乳酸酸中毒要注意：①对需用双胍类降糖药的患者，尤其是老年患者，需谨慎；②对有严重肝功能、肾功能损害的患者，心功能、肺功能不全的患者及休克患者，忌用双胍类药物；③戒烟戒酒。

如何治疗糖尿病并发高血压

约有半数以上糖尿病患者可并发高血压。一旦发病，则脑血管病、冠心病、肾功能衰竭、眼底病变、糖尿病足等并发症的发病率明显升高，且症状严重，预后险恶，已成为糖尿病致死的重要原因。因此，糖尿病患者血压在 130/80mmHg 以上就应当接受降压治疗。

（1）注意了解其心血管疾病的发生情况。对于高血压病程先于糖尿病的患者更应注意心脏受累情况，必须做心电图、超声心动图等检查以明确诊断。如果有血脂代谢异常，应该在医生指导下调节血脂；如果已发生心脏疾病，一定要在治疗高血压的同时治疗心血管疾病。

（2）定期检查眼底和肾功能及尿液检查，了解血管硬化程度和肾脏损害程度。

（3）正确选择降压药物。降压药中，血管紧张素转换酶抑制剂如卡托普利、依那普利等，同时还具有扩张肾小动脉和改善糖代谢的作用，故特别适用于高血压伴有糖尿病又有轻度肾功能不佳的患者。但究竟是否适宜，应由医生根据实际病情做出决定。

（4）坚持健康的生活方式，如戒烟限酒，低盐饮食，坚持运动等。

糖尿病高血压患者要慎用哪些降压药

有些降压药可以干扰糖代谢与脂肪代谢，对糖尿患者有不利影响。这类患者选择降压药时必须格外慎重。

●噻嗪类利尿剂，例如常用的氢氯噻嗪、呋塞米等利尿剂。据研究，长期应用氢氯噻嗪利尿剂的患者，可有30%发生糖耐量异常，空腹及进食后血糖均升高。原来通过饮食和口服降糖药便能控制糖尿病症状，现在必须改用胰岛素治疗才能获效。此外，氢氯噻嗪利尿剂还可使血总胆固醇、甘油三酯、低密度脂蛋白及尿酸升高，这样便增加了患冠心病的危险性。所以，糖尿病合并高血压的患者不宜选用氢氯噻嗪利尿剂，也应尽量避免使用含有氢氯噻嗪的复方制剂，如复方降压片、复方罗布麻片、珍菊降压片等。

● β 受体阻滞剂普萘洛尔，可抑制内源性胰岛素分泌，使糖代谢恶化，增加甘油三酯，降低高密度脂蛋白，掩盖低血糖症状并延迟其恢复，这种作用在停药后仍可维持 6 个月以上。普萘洛尔还可掩盖胰岛素引起低血糖时所产生的出汗、心动过速等反应，糖尿病合并高血压的患者不宜选用该药。

● 其他。甲基多巴、胍乙啶、肼屈嗪可致体位性低血压，患糖尿病高血压伴体位性低血压者不宜应用；可乐定、甲基多巴等有致阳痿的不良反应，而糖尿患者易于发生阳痿，亦不宜应用。

✦ 如何治疗糖尿病性心脏病

心血管病变是糖尿病患者严重的晚期并发症，是造成糖尿病患者死亡的主要原因。糖尿病性心脏病的治疗措施如下。

● **一般治疗**　坚持饮食控制、体育活动。必须注意的是要根据心脏功能情况，调整其活动量和方式，切忌过度。

● **迅速控制血糖水平**

● **糖尿病性心脏病伴发急性心肌梗死的治疗**　①胰岛素治疗：使用胰岛素—葡萄糖输注继以胰岛素皮下注射法，可使糖尿病伴急性心肌梗死的死亡率减低，远期预后改善。②β 受体阻滞剂的应用：服用β 受体阻滞剂可减低糖尿病伴心肌梗死患者的死亡率，改善患者的预后，但心功能不全的患者不宜应用。③溶栓治疗：糖尿病患者伴急性心肌梗死时亦可进行溶栓治疗，但其预后较非糖尿病患者的急性心肌梗死为差。

● **糖尿病性心脏病心力衰竭的治疗**　糖尿病心脏病心力衰竭的治

疗原则是强心、利尿、扩血管。

综合治疗不仅包括饮食控制、运动、血糖监测、糖尿病自我管理教育和药物治疗，还要切记降糖、降压、调脂一样不能缺，这样才能保障心血管系统的功能。特别要强调的是，为了及早发现糖尿病性心脏病，定期做心电图检查是十分必要的，平时糖尿病患者要注意有无血小板功能紊乱的现象，它与动脉粥样硬化和血栓形成有关。为此，美国糖尿病协会建议采用小剂量阿司匹林（每天 75mg 或隔日 150mg）进行二级预防，这包括已发生心肌梗死或已接受心脏搭桥手术的糖尿病患者，发生过脑血管病或短暂性脑缺血的患者以及有外周血管病变、间歇性跛行、心绞痛的糖尿病患者。有冠心病家族史，同时或吸烟，或高血压，或肥胖，或有蛋白尿，或血脂异常的糖尿病患者，以上小剂量的阿司匹林可用于一级预防。

✦ 如何治疗糖尿病性冠心病

糖尿病患者确诊并发冠心病者就要进行治疗，有心绞痛发作时应休息，舌下含硝酸甘油 0.3~0.6mg 或硝酸异山梨酯 2.5~5mg，一般在 2~3 分钟奏效。如 4~5 分钟不见效时，可再含一片。若胸痛仍然存在或消失后不久又复发时，可再用第 3 片。如胸痛持续不止，伴有冷汗、恶心、呕吐和呼吸困难时，应怀疑有急性心肌梗死，要急诊入院治疗。

平时要预防心绞痛发作，除注意心理平衡、合理膳食、坚持运动等非药物疗法外，可长期应用抗心绞痛药物，改善心肌缺血，降低心肌耗氧量，预防心绞痛发作。主要药物有：①硝酸酯制剂，如硝酸异山梨酯 5~10mg、每日 3 次，单硝酸异山梨酯缓释片 50mg、每日 1 次，单硝酸异山梨酯 40mg、每日 1 次等，也可用硝酸甘油膜贴于胸前皮肤，可维持 24 小时；②β 受体阻断剂，如阿替洛尔 12.5~25mg、每日

2 次，美托洛尔 25~50mg、每日 2 次等；③钙拮抗剂，如硝苯地平 10~20mg、每日 3 次，硝苯地平控释片 30mg、每日 1 次，地尔硫卓 30~60mg、每日 3 次；④中药，复方丹参滴丸 10 粒，每日 3 次等。此外，应用抗血小板聚集药阿司匹林 80~100mg，每日 1 次，防止冠状动脉血栓，降低发生心肌梗死的可能性。

> **小贴士**
>
> 　　防优于治。当确诊为糖尿病后就要预防冠心病的发作。首先是控制好糖尿病，使血糖达到理想水平；其次，对冠心病危险因素高血压、血脂异常、肥胖、血黏稠度增高等进行积极治疗；第三，要养成科学的生活方式，保持良好的心境，合理膳食，坚持运动锻炼，使体重保持正常；第四，要定期进行检查，一旦有冠心病表现，就应及早进行治疗。

如何治疗糖尿病性心肌病

　　糖尿病性心肌病尚无特效疗法，一般首先应控制糖尿病，然后主要针对心肌损害、心力衰竭、心律失常和抗血栓等进行治疗，配合中医治疗对整体予以调整是有益的。其治疗原则如下。

　　强心剂　　心肌病对洋地黄类制剂很敏感，常规剂量易产生副作用，应用时宜十分谨慎。采用快速制剂地高辛、西地兰时，应少量缓给。心肌肥厚者忌用洋地黄。

　　血管扩张剂　　能增加心输出量，减慢心率，用药时收缩压须保持在 100mmHg 以上。心肌肥厚者忌服硝酸甘油。

　　能量药物　　促进心肌能量代谢药物三磷酸腺苷（ATP）、辅酶 A、细胞色素 C、肌苷等均可应用。亦可用极化液治疗（15%氯化钾 7mL、10%葡萄糖液 200mL、普通胰岛素 12 单位）每日 1 次，静滴，2 周为

5. 西医防治糖尿病并发症　XIYIFANGZHITANGNIAOBINGBINGFA ZHENG

1个疗程。能恢复细胞能量，也能减低心肌损害，有可能防止心律失常的发生。

心律失常药 频发性或多源性室性早搏、或室性心动过速用慢心律、心律平、乙胺碘呋酮等药物治疗。

其他 抗感染、消水肿及对症治疗等。

✦ 如何防治糖尿病性脑血管病

糖尿病脑血管病80%为缺血性脑血管疾患。在无症状的脑梗死中10%~23%为腔隙性脑梗死。临床上发生脑血管病常为多发性，大面积梗死，易发生糖尿病高渗性昏迷。腔隙性脑梗死无肢体瘫痪，只表现为头痛，头昏，记忆力减退，反应迟钝，肢体麻木，共济失调等，易漏诊。治疗原则如下。

（1）糖尿病基础治疗。

（2）在糖尿病治疗中需防止出现低血糖，因为反复低血糖或糖代谢低下，可成为脑血管病再次发作的重要原因。

（3）注意预防感染。

（4）脑血管病患者在一般情况下，必须尽早做康复治疗，但这对糖尿病患者来说，要特别警惕直立性低血压发生，训练时亦应循序渐进。

（5）可适当采用活血化瘀的中药或低分子右旋糖酐，乙酰水杨酸等抗血小板聚集药物，可改善血液黏度及血小板黏附，有助于脑血管病的防治。

（6）一旦发生脑血管病，立即送医院急症处理。在医生指导下选用保护血管，溶解血栓的药物，如阿司匹林、潘生丁、芦丁、丹参、川芎嗪等。也可选用改善脑细胞功能的药物，如喜德镇、爱维治、脑活素与康络素等。

糖尿病性血脂异常如何选择调脂药物

糖尿病患者的低密度脂蛋白的控制目标为低于 2.6mmol/L，国际糖尿病联盟的建议是低于 2.5mmol/L。对于并发冠心病的患者，低密度脂蛋白的控制目标更严，要低于 1.8mmol/L。其他血脂控制目标为：甘油三脂低于 2.3mmol/L，高密度脂蛋白 1.0mmol/L。

高胆固醇血症 对总胆固醇或低密度脂蛋白增高未达标者，应首选他汀类药物治疗。其降低总胆固醇 20%~30%，降低低密度脂蛋白 30%~35%，还轻度增高高密度脂蛋白及轻度降低甘油三酯。贝特类可中度降低总胆固醇或低密度脂蛋白，降低甘油三酯的作用高于他汀类，并可升高高密度脂蛋白。

高甘油三酯血症 当甘油三酯为临界性升高（1.65~2.20mmol/L）或升高（2.20~5.50mmol/L）时，首先要使低密度脂蛋白下降达标；同时，前者要重点减肥和增加体力活动、减少饮酒等，后者可增加降低低密度脂蛋白药物或加用烟酸或贝特类。若甘油三酯≥5.5mmol/L，首先选用贝特类或烟酸类降低甘油三酯，来预防急性胰腺炎。

低高密度脂蛋白 首先降低低密度脂蛋白至达标，注意减肥，增加体力活动。若高密度脂蛋白低于 1.0mmol/L 与甘油三酯高于 2.20~5.50mmol/L 同时存在，应使高密度脂蛋白达标，可考虑采用升高高密度脂蛋白的调脂药。

混合型血脂异常 如总胆固醇与低密度脂蛋白增高为主，可用他汀类药物；如以甘油三酯增高为主，则用贝特类药物；如总胆固醇、低密度脂蛋白与甘油三酯均显著增高，单一使用他汀类药物疗效不满意者，应考虑联合用药。联合治疗应选择贝特类、烟酸与他汀类合用。

如何防治糖尿病肾病

控制血糖　早期严格控制血糖，是预防及治疗糖尿病肾病的主要措施。1 型糖尿病以注射胰岛素控制血糖为主要治疗；2 型糖尿病可先采用口服降糖药治疗，其中磺酰脲类衍生物降糖药特别是格列喹酮口服收效快，对肾影响较小，一般可以使用，但对老年患者应慎用。对单纯饮食治疗、口服降糖药控制不好或已有肾功能不全和氮质血症的患者，应尽早使用胰岛素。格列本脲极易引起顽固性低血糖反应，故肾功能不全患者禁用。当发生肾功能不全时也不宜应用双胍类降糖药，以免肾病进展和恶化。

控制高血压　严重高血压的出现常为肾脏损害加剧的先兆，抗高血压治疗对于本病十分重要。糖尿病肾病对降压要求特别高，一般认为凡蛋白尿低于 500mg/d 以上者，血压应降到 130/80mmHg，蛋白尿高于 500mg/d 者则应下降到 125/75mmHg。目前治疗首选血管紧张素转换酶抑制剂，如卡托普利、依那普利、培哚普利、贝那普利和福辛普利等。它对 1 型和 2 型糖尿病有高血压或血压正常者，都能提供重要的肾脏保护作用。血管紧张素 II 受体拮抗剂对 2 型糖尿病肾病有良好的肾脏保护作用。临床研究表明，与血管紧张素转换酶抑制剂合用疗效更佳。钙拮抗剂如维拉帕米与血管紧张素转换酶抑制剂或血管紧张素 II 受体拮抗剂一样，有明显的降压和减少尿蛋白的效果。α 受体阻滞剂如哌唑嗪对糖和脂代谢均无不利影响，降压效果好，但有引起体位性低血压的不良反应，应谨慎应用。

限制蛋白摄入　目前主张对糖尿病肾病早期就应限制蛋白质摄入量，以每日 0.5~0.9g/kg 标准体重为宜。对已有大量尿蛋白、水肿和肾功能不全的患者，宜采取限量保质的原则，按每日每千克标准体重0.6g 动物蛋白为主，避免食用粗蛋白，如豆类植物蛋白，因其生物利用率低反而增加肾脏负担。选用蛋白宜选优质蛋白，可适当增加碳水化合物的摄入量。

 ## 如何防治糖尿病视网膜病变

由于视网膜病变早期阶段无症状，视力也不受影响，因此，患者即使有视网膜病变也可能没有感觉；而一旦自觉视力明显下降时，病变又往往难以逆转。所以，即使在无症状时，也要提防糖尿病视网膜病变。预防是最重要的一环，糖尿病患者应定期检查眼底，以便及早发现和治疗视网膜病变。

控制血糖和血压　有效的血糖控制，可防止和减少视网膜病变的发生，并减缓其进展；不论糖尿病类型、病程，只要严格控制糖尿病，视网膜病变均可好转。故而，良好的血糖控制无疑是防治的先决条件，应力求糖化血红蛋白低于7%。高血压既可促使糖尿病视网膜病变的发生与发展，又显著增加眼底出血等发生的概率。所以，糖尿病患者需选用不影响代谢的降压药，如血管紧张素转换酶抑制剂、钙拮抗剂、β受体阻滞剂。

争取早期发现，及早治疗　糖尿病患者至少要每年接受一次眼底检查。如果已有视网膜病变，那么检查的次数还应增加，以观察病情的变化。眼科检查，不仅可以早期发现视网膜病变或眼部其他病变，及时给予治疗，还可通过检查视网膜，间接了解全身微血管疾病情况。

合理用药　对眼底病变已发展到中期的患者，应积极改用胰岛素治疗，以求获得最佳疗效，延缓病情的进展，甚至有可能使视网膜病变得到不同程度的逆转。

使用维生素和血管活性药物　有助于改善微循环，缓解视网膜缺氧。

调脂治疗　糖尿病视网膜病变早期治疗研究报道，视网膜脂质渗出与血胆固醇和低密度脂蛋白密切相关，降低血脂水平有助于改善视网膜状态。

其他 激光、玻璃体切割术等。

总之，防治糖尿病视网膜病变的基础是积极治疗糖尿病，使血糖、血压等长期保持在理想的范围，并要定期进行眼底检查，尽早发现，尽早治疗。

如何防治糖尿病性白内障

糖尿病性白内障的治疗有两种方法：一是控制糖尿病，很好地控制糖尿病具有预防白内障发生或发展的作用，而持续高血糖可加速白内障的进展；二是手术治疗。绝大多数糖尿病性白内障患者，通过摘除混浊的晶状体能达到治疗目的。白内障摘除后，可恢复有用视力的80%左右，植入人工晶状体能达到更自然的屈光矫正。但也有极个别患者不能手术，最主要原因，是视网膜坏了，对光线与颜色都不能分辨。就像一架照相机，不仅镜头坏了，连底片与暗箱都坏了，这种情况下，即使动了手术也无法改善视力。糖尿病性白内障摘除术与一般的白内障手术不同，可能有独特的潜在并发症的危险，应予以注意，如术后虹膜睫状体炎、糖尿病性视网膜病变恶化、玻璃体出血、青光眼恶化等。所以在白内障术后应对糖尿病引起的眼底病变及其他眼部病变继续进行治疗。

如何防治糖尿病神经病变

积极采取综合措施（如控制饮食、适当运动、合理用药）使血糖达到或接近正常，是防止和治疗糖尿病神经病变的基础措施。由于神经组织的生长、修复远较其他组织为慢，因此，糖尿病神经病变的预防比治疗更为重要。

● 营养神经药物可选用甲钴胺制剂和维生素 B_1、维生素 B_{12} 等，肌内注射或口服。

● 神经病变可导致肢体感觉减退和皮肤营养障碍，容易造成组织损伤，继而发生感染、溃疡、坏死。因此，必须细致护理。另外，建议每年系统检查一次，以便及早发现并发症并采取相应治疗措施。

● 血糖控制得好，可使早期轻症神经病变逆转，病情减轻。如血糖控制不好，要在医生指导下及时更改药物，或尽早使用胰岛素。

● 对症治疗：①糖尿病周围神经病变所致疼痛者，可应用消炎痛、苯妥英钠、卡马西平或蝮蛇抗栓酶等药物治疗；用血管扩张剂，如可可碱、654–2、前列腺素 E 等治疗疼痛也有良好的疗效；②应用大剂量 B 族维生素，如维生素 B_1、维生素 B_6、维生素 B_{12} 及烟酸等，有助于改善神经病变；③对顽固性腹泻者，可用次碳酸铋、易蒙停等止泻药；④对胃张力低下者，应少量多次进餐，并配合应用胃动力药，如吗丁啉或西沙比利。

如何治疗糖尿病性勃起功能障碍

糖尿病阳痿 首先要长期、有效、平稳地控制血糖水平。这种控制是"全天候"的，目的是消除影响性功能的始动因素。若雄激素不足，可适当补充，给予十一酸睾酮；若阴茎动脉粥样硬化，则可施行内膜剥离或搭桥术，使阴茎血液供应再度充足；若有神经功能损害，则应辅以神经营养药物。

严重阳痿者 可以人工的阴茎假体代替患者的阴茎。最为巧妙者是可充盈式，此种假体几乎完全模拟人体的勃起过程，使用者可自控"阴茎"勃起的硬度和持续时间。当然，这样得益者主要是女方，但男方也可从女方的性欢愉中获得某种快慰。

男性糖尿病患者一旦出现勃起功能障碍，建议您在初步自测的基础上，去有关医院进行相应检查，听听医生的建议再做处理。

✦ 如何治疗糖尿病足

使用胰岛素严格控制血糖，积极纠正酮症酸中毒、低蛋白血症、肾并发症及影响坏疽愈合的各种不良因素。积极控制感染，根据细菌培养和药敏试验选用合适的抗生素，通过全身及局部用药控制感染。

内科治疗　①一般采用扩张血管、抗凝、溶栓、改善微循环治疗，常用药物如山莨菪碱、前列腺素 E、蝮蛇抗栓酶等分批静滴，一般 2~3 周为 1 疗程；②营养神经治疗，多用弥可保、神经生长因子等药物；③改善缺血缺氧，如血液光量子疗法、高压氧治疗。

外科治疗　主要针对血管病变和血管重建，前者是指交感神经药物封闭或交感神经手术切除术，后者将非常严重的血管病变列入手术适应证，如血管置换、血管成形、血管旁路术、截肢。

✦ 如何治疗糖尿病胃部主要并发症

胃麻痹　因支配胃运动的神经受损而引起。在酮症酸中毒时，可暂时性发生。发生胃麻痹时，食物在胃中不能及时被排空而滞留在胃，会引起一些不适的感觉，如饱胀感、恶心、呕吐等。胃麻痹的治疗可采用甲氧氯普胺、西沙必利、多潘立酮等药物，或西咪替丁，从而可减轻饱胀感。出现胃石时可经胃镜取出。

胃酸缺乏症　1 型糖尿病本身即有自身免疫的异常，也可因为控制胃酸分泌的神经受损而引起。治疗可选用养胃冲剂、摩罗丹及稀盐酸等。

胃细胞分泌内因子减少 因为内因子能保护维生素 B_{12} 防止受破坏并促使小肠吸收。如内因子减少，人体自身不能合成维生素 B_{12}，可引起人体维生素 B_{12} 不足而导致营养性贫血。治疗可肌注维生素 B_{12} 等。

消化性溃疡 可引起胃部疼痛、吐酸、烧心，甚至吐血、便血。治疗应积极控制糖尿病，同时抑酸、抗幽门螺旋杆菌、保护胃黏膜等，常用药物有奥美拉唑，胃得乐，头孢氨苄等。

糖尿病患者患了胆囊炎、胆结石怎么办

2 型糖尿病患者常常合并有肥胖和血脂异常、高胰岛素血症。肥胖和血脂异常是胆石症的主要危险因素。高胰岛素血症最终造成肝内脂肪、胆固醇的合成增加，也容易促使胆结石形成。对于糖尿病胆囊炎、胆石症的处理，在医生指导下治疗。如果结石很小，患者无不适感，不必手术，只是应注意调整饮食。

严格限制脂肪摄入 高脂肪可促进胆囊收缩素的产生，刺激胆囊及胆管，使其加剧收缩，以便分泌更多胆汁满足消化吸收脂肪的需要。由于收缩加剧，会引起疼痛，还会阻止胆道口括约肌松弛，使胆汁流不出来促进胆石的形成。

禁用含胆固醇高的食物 胆固醇是胆道结石的主要成分。

补充足量的蛋白质 因胆道发生炎症时，产生的毒素可返流到肝脏，损害肝组织。足量蛋白质可修补肝、胆被损坏的组织。

碳水化合物可适当放宽 折合主食 350~400 克，但对肥胖患者，应适当限制碳水化合物，以减轻体重。

少食多餐，多饮水 以稀释胆汁。

忌用食物 酒类、咖啡、浓茶、姜、辣椒、葱、胡椒、香菜等味浓、刺激强的食物，以防刺激胆囊及胆管收缩，加剧胆囊疼痛。含纤维多的食物不宜多吃，如粗粮、扁豆、豌豆、卷心菜、白菜帮、韭

菜、蒜苗、芹菜、带皮的水果等。易产气食品，如牛奶、萝卜、苤蓝等也不宜多吃。

如在胆石症基础上频繁发作急性胆囊炎，甚至引起患者发热，严重腹痛及有中毒症状，则必须手术。此时，应采用胰岛素治疗，加强血糖监测，确保患者血糖得到满意控制，此时手术是安全的。术后仍应用胰岛素一段时间，饮食治疗适当放宽，但血糖仍需严格控制。做到这一点的关键是加强血糖监测和调整好胰岛素剂量，这样患者应该能恢复良好。胆囊切除术后患者，应继续食用低脂肪饮食。

 ## 如何防治糖尿病并发感染

- 积极治疗糖尿病，尽量使血糖得到满意控制。

- 坚持参加适当的体育锻炼，增强体质，增加机体抗病能力。

- 注意卫生，特别是饮食卫生，勤洗澡，勤换衣，勤刷牙，搞好口腔卫生及手、足、头发卫生，及时治疗甲沟炎、鸡眼、脓肿、脚癣、甲癣等感染，以防细菌入侵。妇女应经常保持外阴清洁。合并末梢神经炎病变者，避免因热水袋引起烫伤。

- 发生急性感染后，要及时就医。已用胰岛素治疗者，可适当增加剂量，以防病情恶化。未用胰岛素治疗者，必要时可改用胰岛素治疗。

- 应用抗生素治疗，剂量、疗程都要足够，感染严重者以静脉给药、联合用药为原则，住院患者则以药敏为指导，但不宜长期用药或预防性用药。

- 外科治疗，当并发痈、蜂窝织炎、皮肤感染时，常需清创或切开引流等外科治疗。

如何治疗糖尿病并发肺炎

合理的控制饮食 根据患者的实际情况制定合理可行的糖尿病饮食方案，达到既使血糖稳定在良好的水平，又满足机体所需热量的目的。

严格控制血糖 把血糖控制在适当水平有助于感染的控制。发作期间最好注射胰岛素，病情稳定后再改用口服降糖药。

对症、支持疗法 根据患者的症状予以相应治疗，如高热者物理降温，咳嗽者止咳祛痰，不能进食者补充水和电解质等。

给予有效足量的抗生素治疗 首选青霉素，或确定病原菌药物敏感度后，选用相应的抗菌药物。

如何治疗糖尿病合并肺结核

糖尿病患者由于体内代谢紊乱，机体抗病能力减低，易并发肺结核，糖尿病患者合并肺结核的发生率比非糖尿病患者高 2~4 倍，且暴发型结核多见，易有大片干酪样组织坏死伴溶解播散病变和迅速形成空洞。反复酮症酸中毒有助于结核的发展，活动性结核又加重糖尿病，两者形成恶性循环。因此在治疗糖尿病病情恶化时，应想到合并结核；抗痨治疗不满意时，应考虑有糖尿病的可能。

糖尿病并发肺结核的治疗措施如下。

● 严格控制血糖。

● 抗结核治疗原则是早期、联合、适量、规律、全程用药。根据病情常选用异烟肼、利福平、链霉素、乙胺丁醇、吡嗪酰胺等。

● 治疗方案根据病情选用标准治疗方案、短程治疗、强化治疗加巩固期的间歇疗法、复治方案。

如何治疗糖尿病泌尿系感染

● 严格控制血糖，在医生指导下积极应用降糖药物，以控制血糖在正常范围内。

● 一旦确诊泌尿系感染，在应用抗生素之前最好先行药物敏感试验，以更加有效地控制感染。一般情况下应联合应用抗生素，如头孢氨苄、氧氟沙星、甲硝唑等2~3种药联合应用，并做到足量和全程给药，以缩短病程。在抗生素治疗过程中，还要注意两点：一是防止二重感染；二是选择对肾脏毒性小但在尿中浓度高的抗生素。

● 真菌感染及混合感染，可予膀胱冲洗，选用两性霉素 B，或氟康唑合并其他抗生素冲洗。

● 糖尿病性膀胱松弛，应积极治疗，尽量减少尿潴留带来的感染。

● 要加强护理环节，预防继发感染，在医生指导下给予增强免疫力的制品如白蛋白、丙种球蛋白等。

如何防治糖尿病患者的口腔疾病

牙周病　牙周病是糖尿病的第六大并发症，其主要表现为牙龈红肿、肥大或萎缩，最终会导致牙齿的松动和脱落。糖尿病可加重牙周炎症并影响其治疗效果，严重的牙周炎对糖尿病也有同样的影响。首先应控制血糖在正常范围，在急性炎症控制后再进行牙周洁治术，彻底清除牙结石、牙齿上细菌形成的菌斑、以及牙周袋内的坏死组织，并平整和冲洗牙周袋，对于牙齿松动的患者还应固定松牙。做完牙周洁治术后，患者应保持口腔清洁卫生，掌握正确的刷牙方法，养成餐后漱口、叩齿等良好的生活习惯。

口腔黏膜病　糖尿病患者处在高血糖和高酮症时，常出现口腔黏膜病变，患者感觉口干、口唇黏膜灼痛、舌面干燥和味觉改变。此类患者首先要从糖尿病的整体治疗入手，在医生的指导下将血糖控制在理想水平。与此同时，还要注意口腔卫生。如有明显的局部症状，应在全身情况得到改善后，在医生的指导下对症用药。

牙体牙髓病　龋齿可以发展成牙髓炎，因此在发现自己有虫牙时应早做治疗，保持口腔卫生，避免病情进一步发展损伤牙神经而使牙齿变色、脆性增加。

口腔颌面部感染　控制血糖与控制感染应并重，二者不可偏废。控制血糖以综合治疗为主，根据患者个体差异制定总热量的摄入。抗生素治疗和手术治疗是控制感染的主要方法，此外，还可以辅以高压氧治疗。

如何治疗糖尿病性骨质疏松症

糖尿病患者一旦被确诊患有骨质疏松症或有骨量减少的情况，就应及时选择适当的药物进行治疗。

钙剂　患者可每日补充元素钙 500~1000mg，常用的钙剂有钙尔奇 D、乐力钙、凯思立 D、盖天力等。

维生素 D　该药可以促进肠道对钙和磷的吸收。临床上常用的是活性维生素 D，如阿尔法 D_3、罗钙全等。

雌激素　该类药物多用于治疗绝经后妇女的骨质疏松症。因其对患者的血糖、血压有不良的影响，因此，绝经后的女性糖尿病患者在治疗骨质疏松时应慎用雌激素。

降钙素　该药是调节骨代谢的重要激素之一，可降低患者发生骨折的概率。此外，降钙素还可以抑制骨吸收，从而具有良好的镇痛效果。该药的疗程一般是 3 个月，临床上常用的降钙素有密钙息和益钙宁。

如何治疗糖尿病并发甲亢

甲亢、糖尿病并存的患者在治疗上应两者兼顾。目前甲亢治疗方法有三种：抗甲状腺药物治疗，外科手术治疗和放射性同位素 ^{131}I 治疗。

抗甲状腺药物治疗　因甲亢可加速糖尿病的进程，促进某些慢性并发症的发生甚至诱发心力衰竭，高血压危象等，而糖尿病患者在血糖控制不好的情况下，可使甲亢病情加重，两者会相互加重病情，使病情变得复杂。甲状腺激素为拮抗胰岛素的激素，只有甲状腺激素水平下降后，口服降糖药或胰岛素的用量才会减少，故应把甲亢的治疗放在首位。

手术治疗　因手术伤口易感染、愈合慢，同时手术也会增加诱发甲亢危象的危险性，使手术风险增加，因此慎用。

放射性同位素 ^{131}I 治疗　从长期疗效看，早期治愈甲亢，有利于保持血糖的稳定，因此，只要无明显的禁忌证，^{131}I 治疗甲亢应为甲亢合并糖尿病患者治疗的首选。

糖尿病治疗应视病情轻重而采取相应的治疗方式和方法，轻者可用口服降糖药治疗。甲亢未控制以前，慎用双胍类药物，否则会加重患者的消瘦程度。慎用胰岛素增敏剂，否则有可能会加重甲亢患者突眼、胫前水肿，既使停药后也不一定能恢复到服药前的状态。糖尿病重者可采用胰岛素治疗，甲亢合并糖尿病的患者胰岛素用量一般较单纯患糖尿病要大，需增加 25%~100%。甲亢得到控制后，口服降糖药或胰岛素的用量要及时减少，否则患者容易出现低血糖反应。

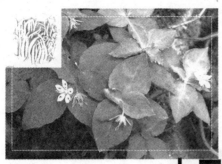
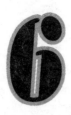

中医防治糖尿病并发症

中医如何治疗糖尿病性高脂血症

药疗验方之 饮

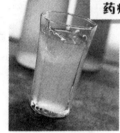

益肾降糖消脂饮

生地黄20克，枸杞子10克，制何首乌15克，泽泻12克，陈皮、水蛭各10克，鬼箭羽15克。水煎服；每日1剂。具有益肾填精、活血化瘀的功效，适用于2型糖尿病伴高脂血症。症见形体肥胖，胸闷气短，眩晕健忘，口干口渴，腰膝酸软，面色㿠白或黧黑，肢体麻痛，舌质淡红或紫黯，苔腻，脉沉细或细涩。

海蛤糖脂宁

海蛤壳粉、黄精、制首乌各30克，地骨皮15克，淡海藻、葛根各10克。阴虚热盛，郁热困脾加枸杞子、黄柏、茵陈；阴阳两虚，脾虚肝郁加金樱子、女贞子、鸡内金、合欢皮。水煎服，每日1剂。具有益气阴、清郁热、消痰瘀的功效，适用于糖尿病合并高脂血症。

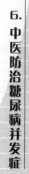

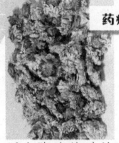

药疗验方之 方

益气活血方

　　黄芪30克，草决明、当归各20克，赤芍、山楂、川芎、栀子各15克，大黄6克，泽泻12克，炙甘草3克。水煎服，每日1剂。具有益气养阴、活血降浊的功效，适用于糖尿病脂肪代谢紊乱，症见肢麻或肢痛，头晕胸闷，少气乏力，大便秘结。

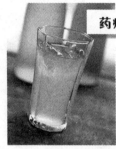

药疗验方之 饮

扶正通脉饮

　　太子参30克，生地黄20克，生山药、葛根、赤芍各15克，丹参15克，郁金10克。水煎服，每日1剂。具有滋阴活血补气的功效，适用于糖尿病合并高脂血症之气阴两虚夹瘀证。

✦ 中医如何治疗糖尿病性心脏病

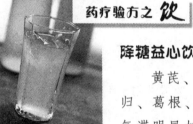

药疗验方之 饮

降糖益心饮

　　黄芪、黄精、人参、五味子、茯苓、麦冬、当归、葛根、川芎、丹参、石菖蒲、酸枣仁各适量。气滞明显加香附、郁金、檀香；血瘀明显加赤芍、红花、桃仁；兼痰湿者加半夏、陈皮、白术；兼寒凝者加桂枝、薤白、瓜蒌皮。水煎服，每日1剂。具有益气养阴、活血益心的功效，适用于糖尿病合并冠心病证属气阴两虚夹瘀者。

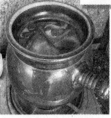

药疗验方之 *汤*

化瘀养心汤

党参、麦冬各15克，五味子10克，黄芪、丹参各30克，檀香、砂仁各4克，当归、川芎、郁金、葛根、茯苓各10克，炙甘草3克。胸痛甚加失笑散、炒乳香、炒没药、三七粉；口渴多饮、大便干加知母、石斛、天花粉；头晕、血压高加牡蛎、牛膝；血糖高重用党参、黄芪、葛根，加山药。水煎服，每日1剂。具有活血化瘀、益气养心的功效，适用于糖尿病性冠心病证属气阴两伤，瘀阻心脉者。

保元肾气汤

人参、制附片各6克，黄芪、生地黄、山萸肉、山药、茯苓、泽泻各20克，丹皮30克。水煎服，每日1剂。具有补气温阳、益肾调脾的功效，适用于2型糖尿病合并无症状性心肌缺血。

参玉桃红汤

三七10克，党参、黄芪、丹参、沙参各15克，麦冬、浙贝母、天花粉各10克，桃仁、红花各5克，玉米须、怀山药、枳壳、杏仁各10克。汗出脉微，阳气欲脱者去沙参、天花粉，加高丽参、焙附子、桂枝；痰热壅盛加安宫牛黄丸；胸闷阻塞加全瓜蒌、天竺黄；胸痛者三七加倍，加蒲黄、五灵脂；口渴加西洋参、重用麦冬；口舌干燥加黄连、羚羊角（代）。水煎服，每日1剂。具有益气养阴、化痰祛瘀的功效，适用于糖尿病性冠心病、心绞痛。

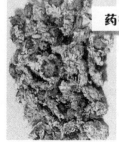

药疗验方之 *方*

降糖生脉方

生黄芪30克，生地黄、熟地黄各30克，北沙参、生山楂各15克，麦冬、五味子各10克，天花粉20克。血糖高加苍术、玄参；烦热汗出加黄芩、黄连；胸闷心痛加石菖蒲、郁金、羌活、菊花；血压高加牛膝、钩藤、夏枯草、黄芩；视物模糊加川芎、白芷、菊花、青葙子；腰酸尿频加川断、枸杞子；肢体浮肿加汉防己、茯苓；下肢痛、麻木加鸡血藤、威灵仙；腰脊无力加狗脊、千年健。水煎服，每日 1 剂。具有益气养阴，强心通脉的功效，适用于糖尿病性冠心病、高血压证属气阴两虚、心血不足、瘀血阻络者。

补心降糖方

红参、黄芪、葛根、苦参、当归、白芍、生地黄、麦冬、远志、炒枣仁各适量。水煎服，每日 1 剂。具有益气养血、滋阴清热安神的功效，适用于糖尿病性心功能异常但无临床心脏病表现者。

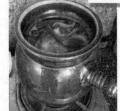

药疗验方之 *汤*

黄连调心汤

黄连 5 克，西洋参、陈皮、当归各 10 克，珍珠粉 1 克（冲），甘草 6 克。气阴两虚加黄芪 15 克，麦冬 12 克；血瘀痰阻加丹参 30 克，石菖蒲 10 克，脾胃虚弱而寒者加山茱萸、党参各 15 克。具有清心安神、健脾养阴的功效，适用于糖尿病并发心律失常，证属气阴两虚、阴阳互损者。

糖心神煎汤

黄芪 20 克，白芍、玄参、丹参、桃仁、莪术各 10 克，川芎、红花各 5 克，制大黄 3 克，生牡蛎 30 克。水煎服，每日 1 剂。具有益气养阴、活血化瘀的功效，适用于糖尿病性心脏神经功能异常，证属气阴两伤者。

✦ 糖尿病胃肠道并发症的验方

糖尿病胃肠神经功能紊乱是一种较难治疗的糖尿病并发症。现代医学通常采用胃动力药以及神经营养剂进行治疗，但对于一些病程久的患者，此种治疗方法的效果欠佳。中医药在这方面却有其独到之处。本药方是在我国古代名方平胃散、二陈汤的基础上，兼以现代医学研究的成果，加以调配而成，可用于胃腹胀满、恶心、嗳气、纳食不化、舌淡苔白腻、脉滑的脾虚湿阻证。药用苍术 10 克，白术 12 克，陈皮 10 克，厚朴 9 克，茯苓 15 克，莱菔子 15 克，枳壳 10 克，半夏 9 克，佩兰 10 克，丹参 12 克。如有便秘，可再加入大黄 5~10 克。水煎，每日一剂，早晚分服。

中医如何调理糖尿病并发肺结核

- 炒酸枣仁 42 克，枸杞子 15 克，生地 15 克，丹皮 10 克，菟丝子 20 克，何首乌 10 克，天花粉 10 克，生石膏 20 克，沙参 12 克，白芨 12 克，白术 12 克，鸡内金 10 克，山栀 10 克。水煎服，每日一剂。另配合药粉：白芨 90 克，沙参 45 克，柿霜 30 克，三七 30 克，西洋参 20 克，冬虫夏草 10 克，琥珀 15 克。共研细粉，每次 4 克，每日 2 次。

- 海蛤壳 30 克，葶苈子 10 克，生晒参 5 克，黄芪 15 克，海浮石 12 克，功劳叶 10 克，水煎服，每日 1 剂。

中医如何治疗糖尿病性神经病变

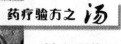
药疗验方之 汤

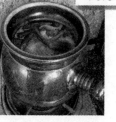

养血通络汤

黄芪 30 克，丹参 30 克，葛根 15 克，当归 10 克，川芎 10 克，赤芍 15 克，鸡血藤 15 克，络石藤 10 克，钩藤 10 克，石楠藤 10 克，蕲蛇 5 克，地龙 10 克，广木香 3 克。上肢疼痛麻木甚者加桂枝 10 克，桑枝 15 克；下肢疼痛麻木甚者加川牛膝 10 克，木瓜 10 克。每日 1 剂，水煎服。10 天为 1 个疗程。具有益气固表、生津止渴、活血化瘀、祛风通络的功效，适用于糖尿病性周围神经病。

补阳还五汤加减

生黄芪 30 克，黄精、地黄、麦冬、玄参、赤芍、当归各 10 克，地龙、牛膝、桃仁、鸡血藤各 15 克。每日 1 剂，水煎，早晚分服。具有补气活血的功效，适用于糖尿病性周围神经病变的疼痛症。

益气养阴活血汤

黄芪 30 克，生地黄 15 克，葛根 15 克，玄参 20 克，川芎 10 克，丹参 30 克，当归 10 克，赤芍 10 克，苍术 15 克，豨莶草 20 克。病情严重者可酌加桃仁、红花、虎杖、水蛭等。每日 1 剂，煎汁 250 毫升，早晚分服。具有补气生津、活血润燥的功效，适用于糖尿病性神经病变。

养阴活血汤

生地黄、熟地黄各 20 克，当归 30 克，川芎 20 克，川牛膝 20 克，赤芍、白芍各 15 克，玄参 15 克，麦冬 15 克，天花粉 20 克，桃仁 15 克，山药 30 克，防风 5 克。每日 1 剂，水煎分 2 次口服。药渣加水温热浴患肢 20 分钟。具有滋阴润燥、清热活血、养血化瘀的功效，适用于糖尿病性末梢神经病变。

黄芪桂枝五物汤加味

黄芪 30 克，白芍 12 克，桂枝 10 克，生姜 10 克，大枣 5 枚，白僵蚕 10 克，制全蝎 10 克，制蜈蚣 6 克，地龙 12 克。局部灼热感明显加桑枝 30 克；寒凉感明显加制附子 6 克。每日 1 剂，水煎分服，15 天为 1 个疗程。具有温阳益气、祛瘀通络、调和营卫的功效，适用于糖尿病性周围神经病变。

中医治疗糖尿病性肾病的验方

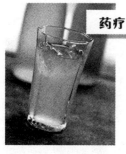

药疗验方之 饮

芪丹饮

北黄芪、熟地黄、玉米须、白花蛇舌草各15克，红参、附子各6克，山萸肉、大黄各10克，丹参、益母草各30克。水煎服，每日1剂。具有补肾活血的功效，适用于糖尿病性肾病，证属脾肾阳虚，瘀血内停者。

药疗验方之 汤

瓜蒌瞿麦汤

瓜蒌根、山药、茯苓各60克，瞿麦30克，附子10克（先煎）。水煎服，每日1剂。具有滋阴润燥、益气养阴、温下行水的功效，适用于糖尿病性肾病阴阳两虚者。

参芪地黄汤

太子参、枸杞子各20克，生黄芪、生山药、牛膝、益母草、猪苓各30克，生地黄、山萸肉、茺蔚子、泽泻各15克，当归、五味子各12克，厚朴10克。瘀血明显者加大黄、桃仁、红花、泽兰、丹参、益母草；氮质血症期加茯苓、半夏；血钾高者加泽泻、川木通。水煎服，每日1剂。具有益气养阴、活血化瘀的功效，适用于糖尿病性肾病气阴两虚型。

活血润燥汤

当归12克，防风、羌活、麻仁各10克，桃仁10~15克，生大黄粉（吞服）6~9克，牛蒡子10~30克。水煎服，每日1剂。具有活血化瘀、润燥通便的功效，适用于糖尿病性肾病，主要表现为蛋白尿者。

中医如何治疗糖尿病性阳痿

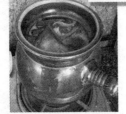

药疗验方之 汤

益肾活血汤

　　熟地黄 20 克，山药 15 克，山茱萸 10 克，肉桂（后下）3 克，附子（先煎）6 克，鹿角胶（烊化）15 克，炒当归 10 克，炙黄芪 20 克，丹参 15 克，川芎 10 克，炒白芍 10 克。肾阳虚加巴戟天、淫羊藿各 15 克；血瘀或肢体麻木疼痛加红花 8 克，赤芍 10 克；腰酸痛者加川牛膝、怀牛膝各 10 克，炒杜仲 10 克；尿糖高者，倍用黄芪、山药。水煎服，每日 1 剂。具有温肾填精、益气活血的功效，适用于糖尿病性阳痿。

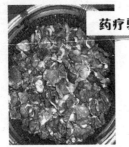

药疗验方之 散

糖痿灵

　　熟地黄、枸杞子、巴戟天、菟丝子、当归、白芍、牡蛎、黄芪、白术各 15 克。阴虚加生地黄、山药、山萸肉、知母；气阴两虚加人参、麦冬、五味子；气阴两虚夹瘀加丹参、赤芍、益母草、木香。水煎服，每日 1 剂，餐前半小时服，素有胃病者饭后服，14 天为 1 个疗程。具有滋肾养肝、健脾益气的功效，适用于糖尿病性阳痿。

蚁蛭散

　　蚂蚁（60%），水蛭（10%），黄芪（10%），天花粉（10%），玄参（10%）。各药焙干、研末、混匀。每次 10 克，温开水冲服，每日 2 次。具有补肾活血、调整阴阳的功效，适用于糖尿病性阳痿。

中医如何治疗糖尿病胃麻痹

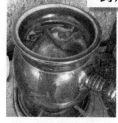

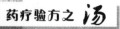 药疗验方之 **汤**

加味大承气汤

大黄 5~10 克，芒硝、枳实、厚朴各 10 克，黄连 5 克，槟榔、牵牛子、莪术各 10 克。水煎服，每日 1 剂。具有攻下逐瘀、行气除满的功效，适用于糖尿病胃麻痹，症见餐后腹胀，恶心厌食及上腹不适，胃部饱满，舌苔厚腻，脉弦滑者。

六君子汤加味

党参、制半夏、枳实各 10 克，炒白术、茯苓、石斛各 15 克，陈皮、木香各 6 克。便秘加生地黄、火麻仁；便溏加怀山药。每日 1 剂，水煎，分 2 次温服，半个月为 1 个疗程。具有健脾和胃的功效，适用于糖尿病胃麻痹。

导滞汤

黄芪 30 克，白术 10 克，枳壳 6 克，木香 6 克，茯苓 15 克。寒秘严重加制附片 3 克；食滞严重加厚朴 6 克；肝郁加柴胡 5 克。水煎服，每日 1 剂。具有导滞消胀、益气健脾的功效，适用于糖尿病胃麻痹。

中医如何治疗糖尿病性肠病

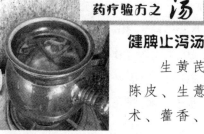

 药疗验方之 **汤**

健脾止泻汤

生黄芪 15 克，党参、茯苓、白术、炒山药、陈皮、生薏苡仁各 10 克，炙甘草 3 克。湿盛加苍术、藿香、佩兰；热盛去生芪、党参，加马齿苋、白头翁、黄连；腹痛加白芍；腹胀加厚朴、木香；阳虚加伏龙肝、干姜、附子；水肿加泽泻、车前子、滑石。水煎服，每日1剂。具有健脾益气、利湿止泻的功效，适用于糖尿病腹泻。

增液汤

玄参30克，麦冬15克，生地黄20克。气虚者加黄芪15克；肾阴虚者加山萸肉15克，熟地黄15克，山药20克，丹皮10克，或加用六味地黄丸；胃火盛者加黄连5克，栀子10克；口渴多饮者加西洋参3克（另炖），天花粉20克。水煎2次，兑和后分3次口服，每日1剂。具有养阴生津、润燥清热的功效，适用于糖尿病性便秘。

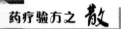

七味白术散

党参10克，白术15克，茯苓10克，木香10克，藿香10克，葛根15克，甘草3克，砂仁4克（后下）。湿甚加苍术、佩兰；伴腹痛加玄胡、白芍；腹胀加厚朴、枳实；水肿加车前子、泽泻。水煎服，每日1剂。具有健脾止泻的功效，适用于糖尿病腹泻。

✦ 中医如何治疗糖尿病并发肝病

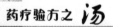

加味四逆散

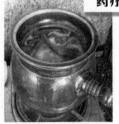

醋柴胡10克，赤芍、白芍各30克，枳壳、枳实各10克，甘草3克，丹参30克，三棱10克，莪术10克，茵陈30克，泽泻20克，葛根20克，天花粉20克，木瓜30克，厚朴10克，茯苓10克。血脂高加何首乌、山楂、茵陈、决明子；脘腹胀闷加玫瑰花、厚

朴、佛手、川楝子；体胖恶心、头晕加全瓜蒌、半夏、茯苓、陈皮等。水煎服，每日1剂。具有理气化痰活血的功效，适用于糖尿病并发脂肪肝。

愈消散

鬼箭羽30克，威灵仙10克，荔枝核15克，地骨皮20克，姜黄15克，桔梗10克，牛蒡子10克，三七2克，沉香末2克，石菖蒲10克，西红花2克。水煎服，每日1剂。具有舒肝化瘀的功效，适用于糖尿病合并肝功能异常。

药疗验方之 汤

六味地黄汤

生地黄30克，山萸肉10克，沙参10克，枸杞子10克，当归10克，白芍10克，天花粉15克，山药15克，泽泻10克，丹皮10克，川楝子10克，郁金10克，生黄芪15克。烦渴多饮重者加生石膏30克，知母12克，以清泻阳明之热；心烦失寐者加炒枣仁20克，远志10克，以补心养营。水煎服，每日1剂，分3次服。10剂为1个疗程。具有滋阴固肾、养血柔肝的功效，适用于糖尿病合并肝病。

中医如何治疗糖尿病足

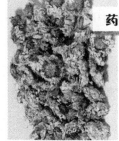

药疗验方之 方

糖足内服方

黄芪、山药各30克，苍术、玄参、麦冬、川芎、益母草各10克，茯苓15克。水煎服，每日1剂。具有益气养阴、活血化瘀的功效，适用于糖尿病足，证属气阴两伤，血瘀停滞者。

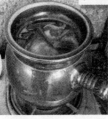

药疗验方之 汤

茵陈赤小豆汤

　　茵陈、薏苡仁、赤小豆各 30 克，苍术、黄柏、泽泻各 10 克，生甘草 3 克，当归 6 克，赤白芍、牛膝各 12 克。炎症加银花或蒲公英 30 克，连翘、黄柏各 15 克；虚证加黄芪 15 克，太子参或党参 10 克；疼痛明显者加元胡 15 克。水煎服，每日 1 剂。具有清热利湿、活血解毒的功效，适用于湿性糖尿病足坏疽。

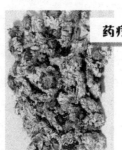

药疗验方之 方

洗剂方

　　红花、黄连、黄柏、桂枝各 10 克，五灵脂、甘草各 15 克，四季青 20 克。煎汤外洗。具有清热解毒、疏通血脉、敛疮防腐的功效，适用于糖尿病足。

 # 中医如何治疗糖尿病并发肺结核

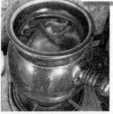

药疗验方之 汤

秦艽鳖甲散加减

　　秦艽 10 克，鳖甲 15 克，知母 10 克，当归 10 克，柴胡 10 克，地骨皮 20 克，青蒿 10 克，乌梅 10 克。每日 1 剂，水煎 2 次，分 2 次服，3 周为 1 个疗程。具有滋阴降火的功效，适用于糖尿病合并肺结核（中期）。

保真汤加减

　　黄芪 30 克，茯苓 10 克，白术 10 克，陈皮 6 克，麦冬 10 克，天冬 10 克，生熟地黄各 10 克，柴胡 12 克，地骨皮 15 克，知母 12 克。每日 1 剂，水煎 2 次，分 2 次服，3 周为 1 个疗程。具有填补精血、温补脾肾的功效，适用于糖尿病合并肺结核（晚期）。

百合固金汤加减

百合 18 克，麦冬、生地黄、熟地黄各 15 克，玄参、白芍各 12 克，甘草 6 克，川贝、桔梗、当归各 9 克。乏力者加黄芪 30 克，白术 12 克以益气；咳血者加三七粉（冲）3 克，仙鹤草 30 克，以止血不留瘀；久咳者加百部；苔黄有热者加黄连。每日 1 剂，水煎服，1 个月为 1 个疗程。具有滋补肺肾、清热化痰、润肺止咳止血的功效，适用于糖尿病合并肺结核。

中医如何治疗糖尿病性视网膜病变

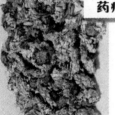

益气养阴活血方

生地黄、丹皮、黄芪各 20 克，黄精、牛膝各 15 克，石斛 10 克，白茅根 30 克，三七粉 2 克，山药 20 克。眼底出血加仙鹤草、槐花；增殖病变加桃仁、赤芍；硬化者加地龙；口渴、大便干燥加玄参。水煎服，每日 1 剂。具有益气养阴、活血化瘀的功效，适用于糖尿病视网膜病变，证属气阴两伤，瘀阻脉络者。

糖眼明

黄芪 20 克，生地黄 15 克，玄参 15 克，苍术 10 克，丹参 15 克，葛根 15 克，川芎 10 克，白芷、菊花各 6 克，青葙子 10 克，谷精草 15 克，草决明 12 克，木贼草 10 克，制首乌 15 克，女贞子 15 克，白蒺藜 10 克。视网膜出血加当归、牛膝、泽兰、水蛭、茺蔚子、茜草

根；陈旧性玻璃体积血和玻璃体混浊、纤维增殖加牛膝、穿山甲、泽兰、红花、虎杖、郁金、海藻、昆布、夏枯草、川贝母；伴有视网膜水肿加牛膝、泽兰、茯苓、薏苡仁；黄斑部见大量硬性渗出物或蜡板样黄白色渗出物者加山楂、鸡内金。水煎服，每日1剂。具有益气养阴、活血化瘀、止血的功效，适用于糖尿病性视网膜出血、网膜前和玻璃体陈旧性出血，证属气阴两虚者。

药疗验方之汤

养阴益气汤

生地黄、生石膏各30克，玄参、玉竹、黄芪各20克，麦冬、天冬各15克，知母10克，甘草5克。水煎服，每日1剂。具有养阴清热、益气生津的功效，适用于糖尿病性视网膜病变，证属气阴两伤，迫血妄行者。

中医如何治疗糖尿病并发口腔疾病

药疗验方之汤

滋阴清热汤

生地黄、熟地黄各20克，山萸肉10克，黄连5克、黄柏、知母各15克，山药、麦冬、天花粉各10克。水煎服，每日1剂。配合外用吴茱萸末3克，陈醋调成糊状，每夜贴两足心，纱布覆盖，胶布固定，隔日1次。具有滋阴清热的功效，适用于糖尿病并发顽固性口疮，证属肾阴虚损、虚火上炎者。

加味知柏汤

熟地黄30克，山萸肉10克，山药15克，泽泻、茯苓各10克，

丹皮 6 克，知母 10 克，黄柏、天花粉各 20 克。水煎服，每日 1 剂。具有滋阴降火、益胃生津的功效，适用于糖尿病合并顽固性口腔感染，证属阴虚火旺者。

中医如何治疗糖尿病并发泌尿系感染

药疗验方之 汤

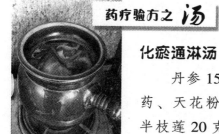

化瘀通淋汤

丹参 15 克，川芎、当归各 10 克，益母草、山药、天花粉各 15 克，川牛膝 10 克、石韦 10 克，半枝莲 20 克，丹皮、黄柏各 6 克，生地黄 10 克。尿频、尿痛加瞿麦、忍冬藤、白茅根；少腹坠胀加川楝子、木香、乌药；发热加柴胡、知母、玄参；女性伴外阴瘙痒加苦参、地肤子。具有化瘀通淋的功效，适用于糖尿病并发泌尿系感染。

益气育阴通淋汤

黄芪 30 克，生地黄、怀牛膝、茯苓、车前子各 15 克，黄柏、泽泻、山萸肉、猪苓各 10 克，甘草梢 3 克。尿频、尿急、尿痛明显加栀子、蒲公英、木通；血尿加白茅根、小蓟；大便干结加大黄；发热加金银花、连翘。合并高血压加丹参、钩藤；合并末梢神经病变加鸡血藤、桑寄生；合并视网膜病变加枸杞子、菊花、薏仁肉；合并坏疽者配合外治法。每日 1 剂，水煎服，14 天为 1 个疗程。一般治疗 4 个疗程。具有益气育阴、利尿通淋的功效，适用于 2 型糖尿病并发泌尿系感染。

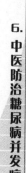

中医如何治疗糖尿病并发皮肤感染

药疗验方之 汤

清热解毒降糖汤

黄连5克，黄芩10克，蒲公英20克，连翘、银花各15克，玄参20克，苍术15克，生黄芪30克，山药、丹参、生地黄、天花粉各20克。肺胃火盛，烦渴多饮加生石膏、知母、人参；不思饮食加乌梅、鸡内金；胸脘痞闷，苔厚腻加藿香、佩兰；恶心呕吐加陈皮、竹茹、半夏；大便干结加大黄8~10克（后下）、芒硝（冲服）；高热不退加羚羊角粉2克（冲服）。每剂3煎，每日3服，每4小时服1次。具有清热解毒、益气养阴的功效，适用于糖尿病并发疔肿。

养阴泻火汤

黄连5克，天花粉、红花、生大黄（后下）各10克，知母15克，生地黄20克，丹参30克。疮疡初期，局部未成脓，加银花、蒲公英、菊花、赤芍、地丁各10克；成脓期加用生黄芪、白芷、白术、党参各10克；收口期配用八珍汤口服。水煎服，每日1剂。具有清热养阴、泻火解毒的功效，适用于糖尿病并发疮疡。

药疗验方之 其他

大黄末

大黄末调糊外用。适用于糖尿病并发下肢溃疡。